KB052702

■ 무병장수의 첫째 비결 : 발이 건강해야 만사 O.K ■

발건강 장수건강

차 윤 호 박사 ⎫
김 희 준 박사 ⎬ 공저
차 종 환 박사 ⎭

太乙出版社

들어가는 말

　현대인들은 건강에 대한 관심도가 과거 그 어느 때보다도 점점 높아지고 있다. 따라서 건강에 대한 예방 의학 상식도 많이 알고 있다. 그러나 발에 대한 상식은 의외로 등한시하고 있는 것 같다. 사실 발은 우리 몸의 구석구석을 건강하게 유지시켜 주는 보루와도 같다. 발이 건강하지 못하면 전신의 건강에 이상이 생긴다. 발의 건강은 온몸의 건강을 대변한다.

　사람은 우리 몸 어느 한 부분이라도 이상이 생기면 고통을 느낀다. 특히 신체의 전부분을 움직이게 하는 다리나 발에 이상이 생기면 더욱 괴로운 고통을 받게 된다.

　이런 고통과 괴로움 속에서 해방시키기 위해 이 책은 독자들에게 발에서 일어나는 여러가지 뉴스와 정보를 제공해 주고 있다.

　환언하면 이 책은 발에서 발생하는 고통을 예방하고 치료하는데 좋은 정보를 제공해 주고 있다.

　이런 정보는 돈과 시간을 절약하고 고통을 줄여 주는 요인이 된다.

　발에 문제가 발생하면 먼저 왜 발에 이런 문제가 발생해서 통증이 오는가 하는 면을 관찰하는 일이 중요하다.

발은 신체의 일부이지만 놀라울 정도로 잘 조직되어 있다.

발이 가지고 있는 뼈는 26개이며 관절은 33개요, 인대는 56개로 되었다. 근육은 38가지로 형성되어 있고 수 많은 혈관과 신경조직으로 구성되어 있다.

모든 하나 하나의 요소들은 여러분들의 발에 병을 일으키고 질병을 일으키게 하는 요인이 되고 있다.

보통 인간은 일생동안 발을 이용해서 7만 마일 이상을 여행하고 있다.

미국에서는 미국 총인구의 87%가 발 질환으로 2억불 이상을 약 값으로 소모하고 있다는 통계다. 우리나라는 미국 사람보다 더 많이 걷기 때문에 발 질환에 의한 의료비의 지출은 더 높으리라 본다.

보통 다리의 문제점이나 병들은 유전적인 요인도 많으나 사고에 의한 발병율도 높다. 이런 사고로 인한 발의 고통을 해결하기 위해 미국은 연간 6백만불 이상이 소모되고 있다. 우리나라는 교통사고율이 세계에서 두 번째라고 하니 여기에 소요되는 경비는 막대하리라 본다.

또 발의 고통은 비정상적인 행위로 인해 일어날 수도 있다. 예를 들면 새로운 신발인 구두에 의해 일어날 수도 있고 지나친 운동이나 오염된 장소에 발이 노출되었을 때 일어날 수도 있다.

가끔 발 질환이 어떤 사람에게는 잘못 사용된 약으로 인해 일어날 수도 있다. 발 질환이 생기는 빈도가 높은 어린이나 노인들은 특별히 주의가 요청된다.

발의 문제는 남여 성별을 가리지 않고 모두에게 일어나지만 남자 보다는 여자가 받는 고통이 더 크다.

그 이유 중 하나는 육체적인 문제에서 온다. 여자의 뼈는 남자보다 약하게 되어 있기 때문이다. 특히 남자의 다리 및 발 뼈에 비해 여자의 발·다리 뼈는 예민하고 피부가 구조적으로 약하게 되어 있다. 또한 여성 호르몬 자체가 발 뼈나 인대에 영향을 미치고 있다. 그러나 주 원인은 그들의 작은 구두인 하이힐이나 부적당한 구두로 인한 것이 80%를 점유하고 있다.

이 책은 이런 정보를 독자들에게 제공하고자 한 것이다. 또한 발의 고통과 치유를 위해 도움을 주고 발 질환 발생의 위험성을 예방하는데 있다.

특히 당뇨병 환자나 고혈압 환자는 그들의 발과 다리를 잘 관리해야 하기 때문에 이들에게는 꼭 필요한 책이다.

발 관리를 잘못하여 당뇨병 환자 중 발을 절단하는 불행한 사람들이 많다.

발 질환의 치료 방법으로 적당한 구두나 양말 등의 선택법도 이곳에서 지적하고 있다.

이 책에서는 걷기 운동의 중요성 및 발의 관리 방법도 다루고 동양의학에서 권장하는 발과 신체의 다른 부위 또는 신체 기능에 관계되는 정보도 끝에 부록으로 삽입했다.

독자들은 특별한 발 질환을 앓을 경우 이 책의 목차를 보고 해당 사항을 먼저 읽어서 도움을 받을 수도 있다.

그러나 발의 건강과 관리를 위해 책 전체를 탐독하기를 권장한다.

발 질환의 문제가 심각하다고 생각되면 가정에서의 치료를 중단하고 발 전문의사의 지시를 받아야 한다.

이런 심각성을 결정하기 위해 이 책의 내용 전부를 끝까지 읽기를 권장하는 바이다.

독자들은 발에 대한 정확한 지식과 발의 관리를 통해 미래에 발을 가장 편하게 하고 안전하게 잘 관리 함으로써 남은 인생을 즐겁고 행복하게 지속시킬 수 있을 것이다.

끝으로 많은 독자들의 충언을 부탁드리며 이 책이 나오기까지 애써 주신 황의권 님과 태을출판사 최상일 사장님께 감사드린다.

필자 대표 車 鍾 煥

* 차 례 *

14

제 1 장

발의 기능과 구조

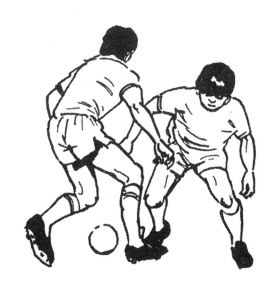

1. 발의 기능과 구조

발은 체중을 지탱하면서 어떤 상황에서도 몸의 균형을 유지하고, 똑바로 서 있을 수 있도록 지탱하고 있다.

이 균형을 유지하기 위해 발은 매우 복잡한 구조로 되어 있다. 특히 발목으로부터 발가락 끝에 걸친 뼈, 근육과 힘줄, 인대, 혈관, 신경 등의 구조는 다른 동물에서는 볼 수 없는 인간만의 것이다.

● **뼈** : 양쪽 발을 합쳐서 52개 있으며 몸의 뼈 전체의 약 4분의 1을 차지한다.

● **근육과 힘줄** : 몸 중에서도 가장 강하고 굵게 되어 있으며 모든 동작에 대응하여 작용한다. 또한 몸에 대비한 쿠션 역할도 하고 있다.

● **인대** : 112개가 모여 있다. 몸 중에서 가장 많이 모여 있으며 복잡한 뼈와 관절을 연결하고 발에 가는 힘과 비틀림을 방지하고 있다. 또 발바닥에 있는 '족저근막'이라 불리워지는 가장 큰 인대는 발바닥을 근육과 함께 균등하게 보호하고 있다.

● **혈관** : 발에 있는 혈관을 모두 연결하면 수 킬로미터에 이르며, 그 속을 흐르는 혈액은 심장으로 되돌려 보내기도 하고, 발의 평열을 유지하며 피부와 발톱을 정상 상태로 유지하고 있다. 또 발에는 맥박을 볼 수 있는 곳이 두 군데 있다. 발등과 아킬레스건에서 맥이 강하면 혈액 순환이 원활하고 건강하며 순환기계의 장애는 대개 발에 나타난다.

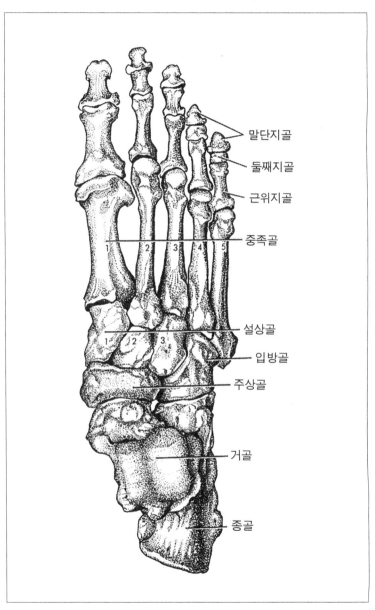

말단지골

둘째지골

근위지골

중족골

설상골

입방골

주상골

거골

종골

【그림 1-1-1】 다리 및 발 부분의 골격 ①

● **신경** : 발의 신경을 모두 연결하면 혈관과 마찬가지로 수 킬로미터나 된다.

몸 중에서 비교적 작은 장소에 이만큼 집약되어 있는 점으로도 알 수 있듯이 발은 참으로 중요한 곳이다.

발의 움직임은 단순하지만 기능적으로 보면 매우 복잡하다. 발에 조그만 가시가 박혀 보행이 곤란해진다.

하물며 발이 자유롭지 못하면 몸이 쓰러지지 않도록, 밸런스를 잡기 위해 무릎, 허리, 등뼈와 목 등에 부담을 주게 된다.

이것은 몸을 무의식 중에 지키는 방위 본능이다. 그러므로 발은 언제나 안정된 움직임과 몸을 지탱하는 힘을 유지할 필요

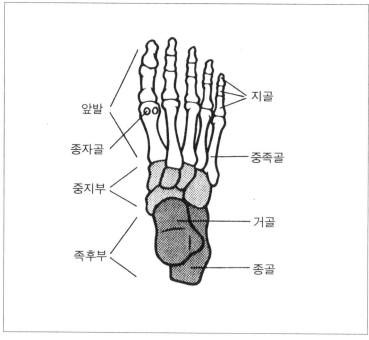

【그림 1-1-1】 다리 및 발 부분의 골격 ②

가 있는 것이다.

예를 들면 체중 60kg인 사람이 보통으로 걷기 시작했을 때
는 몸무게의 약 20%가 더해져 72kg의 무게가 가하여지고, 빠
른 걸음의 경우는 35%가 추가돼 80kg의 무게가 가하여진다.

더구나 뛰어오르거나 달리거나 하면 체중의 배 이상의 무게

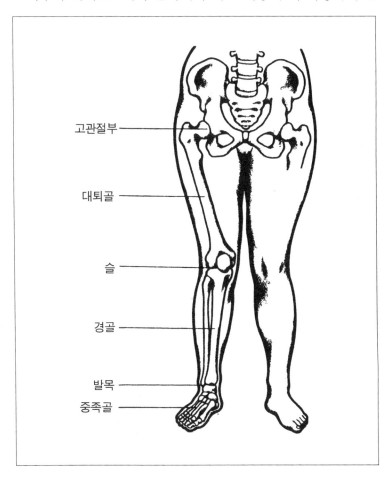

【그림 1-1-1】다리 및 발 부분의 골격 ③

가 발에 가하여지는 것이다.

발바닥의 면적은 몸의 약 2% 밖에 되지 않는다. 그러나 2%
가 나머지의 98%를 지탱하고 있으므로 발의 역할은 보통의
일이 아니다.

만약 발에 맞지 않는 신발을 신고 걸으면 몸을 지탱하고 있는
발의 힘이 반감하여 무릎, 허리, 상반신에 부담이 가고, 자세가
흐트러지게 되어 그 결과 여러가지 장애가 일어나게 된다.

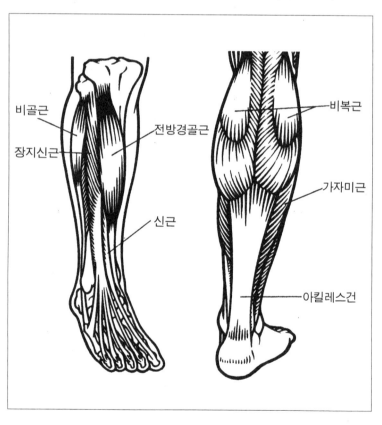

【그림 1-1-2】 다리의 근육

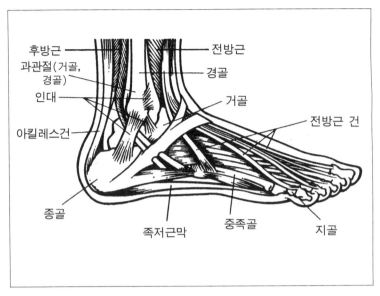

후방근
과관절(거골, 경골)
인대
아킬레스건
전방근
경골
거골
전방근 건
종골
족저근막
중족골
지골

【그림 1-1-3】 발의 골격, 인대 및 근육

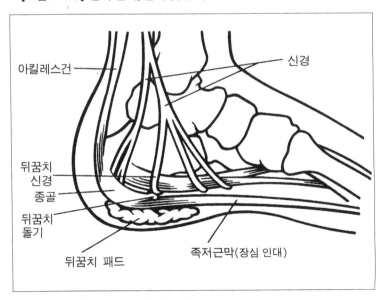

아킬레스건
신경
뒤꿈치 신경
종골
뒤꿈치 돌기
뒤꿈치 패드
족저근막(장심 인대)

【그림 1-1-4】 발 뒤꿈치의 신경계

특히 뒤꿈치가 높은 구두를 신고 다니는 여성에게서 많이 볼 수 있는 것은 무릎이 구부러지고 히프가 튀어 나오며 보폭이 좁아지고 걸음걸이가 흔들리는 것이다.

2. 자신의 발을 알아야

'네 자신을 알라'라고 일찌기 소크라테스는 말한 바 있다. 여기에서는 이와 비슷한 말로 '네 자신의 발을 알라'라는 요지의 내용을 언급하고자 한 것이다.

발은 눈송이와 같다. 모든 사람들의 발은 눈송이와 같이 다르다.

같은 사람일지라도 양쪽 발이 같을 수는 없다. 즉, 같은 사람일지라도 양쪽 발의 크기와 모양이 다르다. 하루에도 생활하는 시간에 따라 크기가 달라진다.

성장함에 따라 달라지고 여자는 임신 여하에 따라 상이하다. 또한 연령에 따라 발의 크기와 모양이 일정하지 않다.

많은 발의 질환 중 건막류(Bunions), 햄머 발톱(Hammer-toes), 평족(Flat foot), 통풍(Gout), 발톱이 살 속으로 자라는 발톱(Ingrown toenails) 같은 것은 유전적인 요인이 많다.

또는 칼슘(Ca) 섭취 여하에 따른 영향이나 운동, 호르몬의 변화, 뼈의 강도 등등에 따라 발 질환의 문제가 야기되고 있다. 이런 요인들도 유전적인 것이 있는가 하면 부분적인 것이 유전적인 경우도 있다.

발 질환이 인종적인 요인에 의해서 문제가 발생할 수도 있

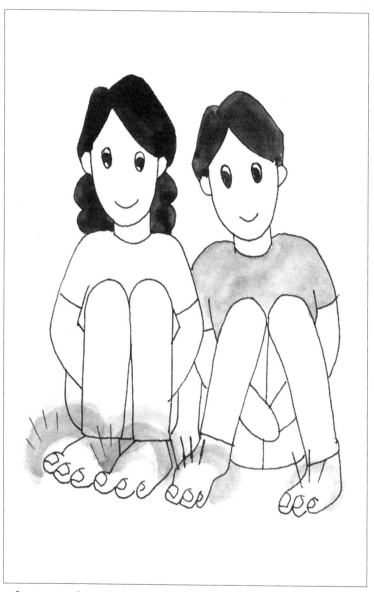

【그림 1-2-1】 우리는 자신의 발을 얼마만큼 알고 있는가? 발은 눈송이와 같다. 모든 사람들의 발은 눈송이와 같이 서로 다르다.

다. 예를 들면 동양인은 백인 보다 Bone Mass가 적고, 백인은 흑인 보다 Bone Mass가 적다.

결국 Bone Mass가 크면 클수록 신경통 유발이 적고 골다공증에 의한 뼈의 분쇄 즉, 골절이 적다.

따라서 흑인이 백인보다 더 건강하다는 뜻이고 백인은 동양인 보다 건강하다는 말이다.

최근 의학지의 보고에 의하면 사춘기에는 체내 호르몬의 변화가 생기기 때문에 뼈의 발달에 영향을 주고 있다고 했다.

뼈의 밀도가 흑인 소녀는 백인 소녀보다 3배나 증가되고 있다.

1990년 미국 보건국 조사에 의하면 백인보다 흑인의 발병 문제가 20%나 적음이 알려졌다. 반면 티눈, 압박증, 평족 등은 백인 보다 흑인이 높다고 했다.

국민 및 민족에 따라 발의 구조적 형태가 다른 경향을 나타내고 있다.

지중해 사람들은 낮은 아취(Arch)를 갖고 있고 북구라파인들은 높은 아취를 가지는 경향이 있다.

어떤 민족 중에는 문화 수준이 발의 중요한 건강 요인으로 작용하고 있다.

즉, 무엇이 매력적인 미를 나타내는가에 의해 발의 구조가 달라지기도 한다.

과거 중국에서는 여자들의 활동을 억제하기 위해서 발을 강제로 신발 및 기타 물리적 요인에 의해 축소시키는 일이 있었다. 지금도 일부 지역에서는 시행되고 있다.

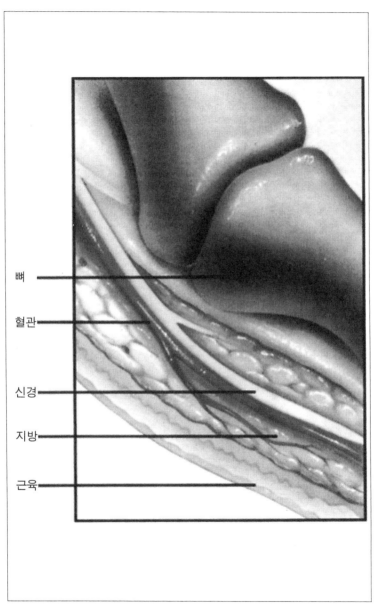

뼈

혈관

신경

지방

근육

【그림 1-2-2】 발의 구성

　오늘날 많은 사람들은 구두에 의한 고통을 많이 받고 있는
데 이는 전세계적인 현상이다.
　발에 대한 가장 큰 고통은 인위적으로 변경할 수 없는 유전
요인과 생활 형태, 생활 수준들이 발의 건강과 상처를 받게 하
는 결정 요인이 된다.

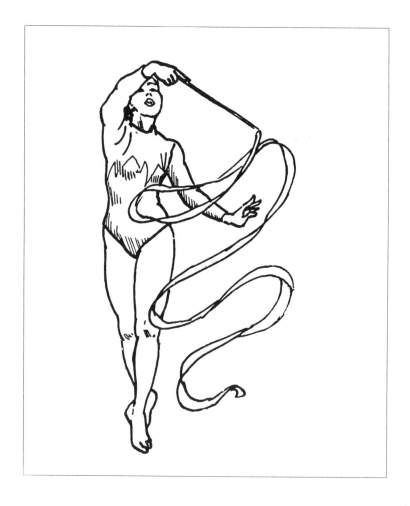

제 2 장

발의 이상 현상

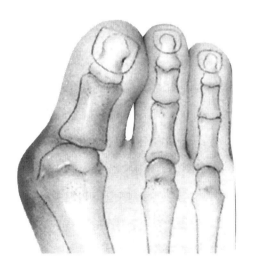

1. 압박종(Callus)을 부드럽게

압박종은 일명 굳은 살이라고도 할 수 있다. 이는 죽은 피부가 집적되어 두텁게 굳은 살이 쌓인 것을 말한다.

압박종이 발에 생기는 것은 압박이나 마찰 등이 **일정 부위**에 비정상적으로 지속될 때 발생할 수 있다.

압박종이 생긴 부위의 피부는 다른 부위보다 **피부가 거칠고** 딱딱하다.

압박종은 보통 발에 많이 생기는데 **맨발로 다니는** 사람이나 발을 압박하는 신을 신은 사람에게서 **자주 나타나는** 현상이다.

또한 발에 압력을 주는 작은 신을 **신으면** 발가락 외부에 압력을 주어 발가락 외부에 압박종이 생긴다. 또는 신발의 뒤가 개방된 슬리퍼 같은 신을 신고 **다니는** 사람은 발 뒤꿈치에 이런 압박종이 생긴다.

따라서 압박종은 굳은 살의 일종이다.

어떤 압박종은 발목에 생길 수도 있다. 즉, 신을 잘 매지 않고 헐렁하게 매고 다닐 때 이 부위 즉, 발목에 마찰이 심해져 생길 수 있다.

압박종은 계속 보행함에 따라 신발 속에서 생길 수도 있다.

어떤 압박종은 발 복숭아 뼈 위에 생기거나 발가락 등 위에 생기기도 한다. 이런 경우는 발의 낮은 아취나 높은 아취로 형성되기 쉽다.

압박종이 어느 정도 두터워지면 통증을 가져온다.

만일 압박종이 통증을 일으키기 시작하면 신발에 얇은 패드를 붙여서 압박종의 마찰을 줄여야 한다. 또는 압박종 위에 패드를 붙여 마찰을 축소시킨다. 이것을 몰스킨(moleskin)이라고도 말하고 압박종 패드라고도 한다.

이런 패드는 약국에서 쉽게 구입할 수 있다.

압박종의 통증을 줄이기 위해 환자의 발에 맞는 신을 특수 제작하여 신으면 도움이 된다.

이런 경우는 발 전문의의 도움을 받아야 한다.

압박종을 제거하는 방법은 발을 뜨거운 물에 20분 정도 담근 후 솔이나 부석으로 그 부위를 문질러서 제거하는 방법이 있다.

제거한 후에는 그 부위를 로션이나 크림 등으로 부드럽게 해주어야 한다.

당뇨병 환자나 고혈압 환자들은 별항에서 자세히 기재했으니 참고하기 바란다.

이렇게 물에 담그는 법은 일주일에 최소한 2번 정도 하는 것이 좋다. 발을 부드럽게 하는 방법은 별항에서 다루었다.

그러나 아픈 부위 즉, 압박종을 칼로 짜르는 것은 위험한 방법이다. 삼가해야 한다. 비위생적인 행동이다.

다음 압박종이 깊은 살갗 속에 생기는 수도 있다. 이런 증상이 발등에 생겨 발 뼈에까지 악영향을 주는 경우도 있다. 이런 경우는 고통이 더욱 심하다. 이런 경우 압박종 부위에 패드를 대든지 환자의 발에 맞는 구두를 만들어 안창을 잘 대어서 신도록 한다. 통증이 점점 심해지면 병원을 찾아가 발 전문의의 지시에 따라야 한다.

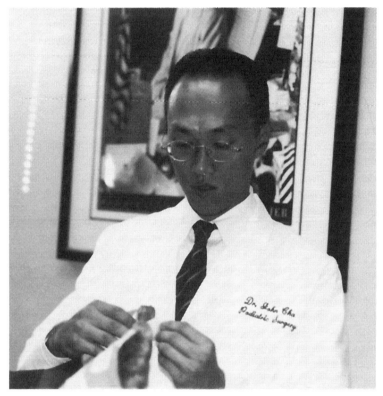

【그림 2-1-1】 굳은 살 등 치료(callus pad 부착)

2. 티눈(Corn) 치료를 위해

티눈은 마치 필요없는 혹을 가진 것처럼 피부에 굳은 살이
튀어 나온 것으로 마찰과 압력으로 생긴다.

티눈은 발가락 위나 발가락 사이에 주로 나타난다.

티눈은 발가락 활동에 조화를 이루지 못하기 때문에 고통과 불편을 안겨 준다.

티눈은 잘못된 보행 습관으로 생길 수 있다. 보통 보행시 엄지, 새끼발가락과 뒤꿈치 등 3군데로 압력을 고루 분산시키는데 보행법이 나쁘면 2, 3, 4번 발가락 중 한 곳으로 압력이 몰리게 된다.

티눈은 발가락의 생김새가 일정치 않을 때 즉, 비정상일 때 생길 수도 있고 어느 부분이 구두에 눌려 지속적인 마찰로 생길 수도 있다. 따라서 바이러스에 의해 생긴 사마귀와는 다르다. 티눈은 발 표피에 통증을 줄 뿐만 아니라 발 속에도 통증을 줄 수 있다.

티눈이 속에 있을 때는 그 뿌리가 신경선을 압박하여 고통을 준다.

티눈은 지속적인 마찰로 고통은 더욱 증폭된다. 동시에 티눈 자체도 더욱 커진다.

티눈에는 부드러운 것과 단단한 것이 있다.

티눈은 발가락 사이의 부드러운 부분에서 생길 수도 있고 반대로 발가락 위에 굳은 티눈이 생길 수도 있다.

티눈으로 고통이 심할 때는 교원질 주사를 맞든지 외과적인 수술에 의해 제거할 수 있다.

그러나 대부분의 티눈은 쉽게 치유할 수 있다.

넓은 구두를 신는다든지 샌들을 신어 마찰 부위의 지속적인 마찰을 줄이는 것이 좋은 치유법이 된다.

가끔 발전문의들은 약국에서 판매하고 있는 티눈 패드를 사용치 말기를 권하고 있다. 그 이유는 패드 속에 살시릭 애시드

가 있는데 이 산은 티눈을 죽이는데 공헌하지만 주변의 피부에
도 작용하여 상처를 줄 수 있기 때문이다.

그로 인해 티눈 주위에 염증이 생겨 곪는 경우도 나타난다.

일단 생긴 티눈은 구두의 마찰이 지속되지 않더라도 통증이
사라지지 않으면 점액낭염(Bursitis)으로 발전될 수 있다.

점액낭염은 좁은 공간에서 습기 등으로 염증을 일으키는 것
을 말한다.

점액낭염의 치유법은 이 책의 별항에서 다루기로 한다.

티눈의 고통이 지속되면 주위에 염증을 야기시킨다.

티눈의 일시적인 치유법으로는 마찰을 줄이기 위해 티눈에
자극을 주지 않은 신발을 신어야 한다.

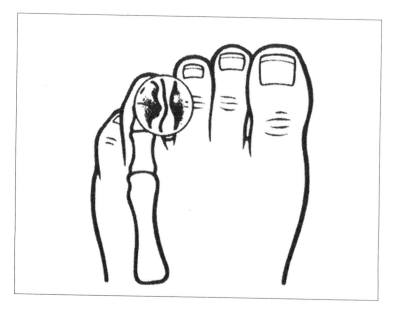

【그림 2-2-1】 발가락과 발가락 사이에 나타난 티눈

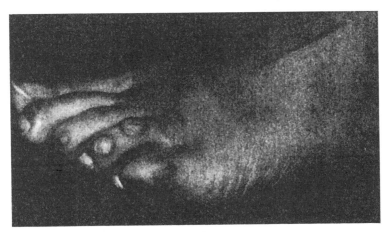

【그림 2-2-2】 발가락 위에 나타난 티눈

가정에서의 치료법으로 따뜻한 물에 황산 마그네슘을 넣은 용액에 20분 정도 발을 담그고 말린 후 크림 같은 것을 티눈 주변에 발라 준다.

그러나 환자가 당뇨병이나 심장병이 있을 때는 별항의 내용을 참조하기 바란다.

티눈을 칼이나 가위로 짤라 내는 것은 위험하다. 소독되지 않은 칼이나 가위로 인해 상처를 내서 피를 흘리고 그로 인해 그곳에 염증이 생겨 곪게 되면 더욱 통증이 크게 나타난다.

3. 압박종과 건조 피부 예방

본 항에서는 압박종(Callus)과 건조 피부를 예방하는 비결을 다루겠다.

1주일에 최소한 한 번 정도는 해볼 만한 것으로, 압박종의

치유를 위해서나 부드러운 피부를 유지하기 위해서 꼭 필요한
것이다.

① 아스피린 6정을 물 한 숟가락에 잘 혼합하고 여기에 레몬
쥬스를 약간 가하여 죽과 같이 만든다.

② 이것을 상처 부위(압박종)나 건조 피부 주위에 바른다.

③ 플라스틱 백 속에 각각의 발을 넣은 다음 주위를 따뜻한
수건으로 감싸 둔다.

④ 수건으로 감싼 다리를 10분 정도 올려 놓는다.

⑤ 감싼 수건과 플라스틱 백을 제거하고 거칠고 건조한 부
위를 부석과 같은 물건으로 긁어 낸다.

이 무렵 죽은 피부는 부풀어 있기 때문에 잘 제거된다.

또는 의사들이 흔히 사용하는 크림을 발 부위에 바르기도
한다.

자기 전에 크림을 발에 바르는 것이 좋다. 이때 베개 위에 플
라스틱 백을 올려 놓고 그 위에 발을 올려 놓으면 좋다. 이때 크
림이 이불에 묻지 않도록 플라스틱 백 속에 발을 넣는 것이 좋
다. 이런 상태로 발을 아침까지 그대로 둔다. 단, 플라스틱 백은
혈액 순환에 지장이 생기도록 강하게 묶어서는 안 된다.

건조한 피부를 부드럽게 하기 위해서 추천되는 가정 내 처
방법은 다음과 같은 것이 또 있으므로 시도해볼 만하다.

물에 카밀레 차(camomile tea ; 카밀레 꽃을 달인 약)를 섞어
그 속에 발을 담근다. 다음 발을 꺼내어 비눗물로 깨끗이 씻는
다. 그리고 습기를 제공한다. 물론 발을 물에 담그는 자체만으
로도 건조한 피부를 부드럽게 하는데 공헌한다.

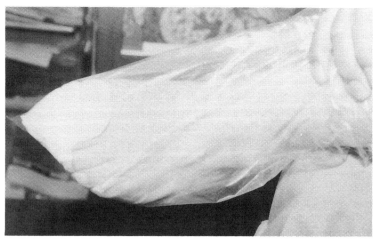

【그림 2-3-1】 발의 습기 보전을 위해 비닐 속에 발을 넣는다.

항상 중요한 것은 발을 물에 담갔다가 꺼낸 후 충분히 건조
시키는 것이다. 마른 수건으로 발을 싸서 편하게 한다. 수건으
로 발을 감싸는 것은 피부의 건조를 막고 피로한 근육을 풀어
주는데 도움이 된다.

여기서 건조한 발을 마른 수건으로 감싼 다음 습하고 따뜻
한 수건을 2~3층으로 덮어 주면 결국 마른 수건이 습해지고
동시에 피부도 습해진다. 이런 과정을 20분 정도 시행한다. 그
로 인해 결국 발은 습해지고 건조한 나쁜 피부는 제거하기 쉬
운 상태가 된다.

4. 건막류(Bunion : 기형 엄지 발가락)의 관리

엄지 발가락 마디는 걷는데 큰 역할을 하며 구조상 다른 발

가락 관절보다 상당히 복잡하다. 엄지 발가락 관절 밑에는 두 개의 콩알 만한 뼈가 두 개씩 있어서 엄지 발가락이 잘 움직이도록 도와주는 역할을 하고 있다.

이는 무릎의 슬관절과 비슷한 역할을 하고 있다. 이 조그마한 콩알 크기의 뼈를 종자골(Sesamoid)이라 하는데 이 종자골 주변에 인대와 심줄 등이 연결되어 있어서 걷고 뛰는데 대단히 중요한 역할을 담당하고 있다.

건막류(기형 엄지 발가락 ; 즉, 엄지 발가락 안쪽의 염증. 활액낭의 염증)는 엄지 발가락 마디가 비정상적으로 커져서 엄지 발가락이 둘째 발가락 쪽으로 미는 상태를 말한다. 기형 엄지 발가락의 마디는 시간이 갈수록 점점 커지는데 개인의 체질에 따라 성장도가 다르다. 건막류와 같은 말로서 외반무지(hallux valgus)라는 말이 있다.

엄지 발가락에 생기는 염증이란 용어의 통칭으로 외반무지는 엄지 발가락에 가장 일반적인 기형이다. 외반무지는 제1중족골의 외측 편위다.

외반무지는 ① 첫째 발가락이 둘째 발가락 쪽으로 기울어졌고, ② 제1중족 골두의 안쪽 부분이 넓어지고, ③ 제1중족지절 관절의 내측면 위로 활액낭의 염증이 있는 복잡한 형태이다.

건막류(bunion)는 신발 속으로 힘이 가해지는 하이힐이나, 앞발을 압박시키는 볼이 좁은 신발을 신을 때 나타난다. 기본적인 외반무지는 선천적인 것으로 간주된다.

어린이 때 제1중족골 내반(제1중족골의 내측 편위)은 나중에 외반무지의 소인이 된다. 제1중족골두의 볼록한 기형과 근육

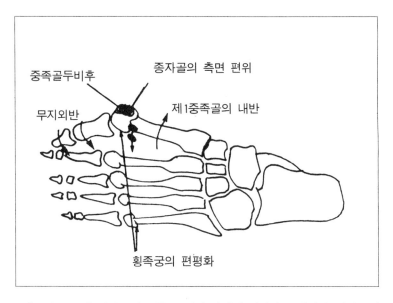

중족골두비후
종자골의 측면 편위
제1중족골의 내반
무지외반
횡족궁의 편평화

【그림 2-4-1】 외반무지는 주요 뼈와 관절의 변화가 특징이다. 외반무지
는 외반 방향으로 엄지 발가락의 두 지절의 근본적인 아탈구이다. 제1중족
골은 내반 방향으로 편위된다. 그리고 종자골이 외측으로 이동되어진다.

의 불균형은 관련이 있다. 외반무지증 치료는 개인에 따라 혹
은 환자의 나이, 기형의 정도, 증상의 경중도와 기간에 따라
다르게 치료해야 한다. 심한 기형을 가진 많은 환자들이 편한
신발을 찾는 어려움을 제외하고는 자각 증상이 없다. 비외과적
인 치료는 볼이 넓은 신발을 신도록 특히 주의를 한다.
　만약 통증 있는 건막류가 있다면 낭을 눌러 터뜨리거나 건
막류가 있는 신발을 잘라낸다. 발의 모양을 본떠 만든 구두는
비록 비싸고 보기 흉할지 몰라도 발의 안정을 위해 필요하다.
　소아의 외반무지에서 발가락에 부목을 사용했으나 큰 성과
는 없었다. 수술로 증상을 경감시키지만, 수술 후에 적당한 신

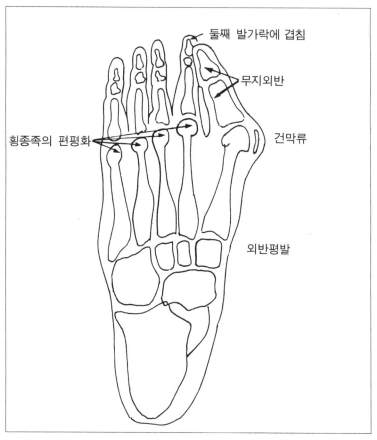

둘째 발가락에 겹침

무지외반

건막류

횡종족의 편평화

외반평발

【그림 2-4-2】 외반무지와 건막류의 발 형태. 외반무지가 있는 발은 가라
앉은 횡 중족궁과 편평하게 된 종족궁으로 발 앞쪽이 넓다. 외반된 무지는
추상 족지(hammer toe)된 두 번째 발가락의 아래에 깔려 있다. 염증이 생겨
부은 활액낭은 첫번째 중족골의 확장된 머리 부분에 깔린다.

발이 필요하다.

고통스런 건막류의 관리 방법을 살펴 보자.

건막류(기형 엄지 발가락)는 발가락이 부은 상태를 말하는데 가끔 신경통이나 뼈의 변질에서 형성되기도 한다.

이 증세는 엄지 발가락 외부에 튀어 나오는 경우나 엄지 발가락 마디 위에서 나타나기도 한다. 또는 새끼 발가락에서 나타나는 경우도 있는데 이를 점액낭염(Bunionette)이라고도 부른다.

미국에는 400만 명의 건막류 환자가 있다.

건막류 환자는 점액낭염을 수반하기 때문에 또는 튀어 나온 혹의 마찰로 고통을 피할 수 없게 된다.

건막류는 엄지 발가락으로 옆 발가락을 압박하여 이로 인해 다음 발가락이 햄머 발가락이 되는 경우도 있다.

하이힐이나 부적당한 구두를 신어 엄지 발가락의 외부를 압박함으로 인해 건막류가 발생하기도 한다.

잘 맞지 않는 구두가 건막류를 더욱 악화시킨다.

대개 이런 건막류는 유전적인 경향이 있다. 즉, 부모가 건막류 환자이면 아이들에게도 이런 영향이 나타날 확률이 높아진다.

건막류는 양쪽 발에 같이 나타난다. 즉, 왼쪽 발에 나타나면 오른쪽 발에도 나타난다. 물론 발의 구조적 약점 때문에 발생하는 경우도 많다.

이런 건막류의 치료를 위한 가장 좋은 방법을 살펴 보자.

① 아픈 부위를 하루에 몇 번씩 냉찜질을 실시한다.

② 따뜻한 물 한 갤론(Gallon)에 식초 한 컵을 혼합하여 건막류 발 또는 양쪽 발을 담근다.

③ 구두 내부에 스폰지 반창고를 붙이고 도넛 모양의 쿠션을 대어서 마찰 부위를 잘 보호한다.

④ 앞이 열린 신발이나 넓은 구두 및 샌들 같은 신으로 바꾼다. 이로 인해 신발에서 오는 건막류의 마찰을 줄일 수 있다.

건막류의 고통은 초기에는 부드러운 자료를 환부 주변에 부착하도록 추천하고 운동시 발을 안정되도록 의사들은 말한다. 이로 인해 건막류의 진행을 방지하도록 한다.

즉, 건막류는 상처 부위의 확대를 방지하는 것이 중요하다. 그렇게 해도 계속 고통이 지속되면 병원에 가서 수술을 받는 것이 좋다. 이 수술은 집에서 다니면서 외래 환자로 수술을 할 수 있다.

수술은 튀어나온 정도와 나이에 따라 다르며 관절이 상했을 때에는 관절 대체수술을 해야 한다. 튀어나온 새끼 발가락의 수술 방법도 엄지 발가락과 비슷하다.

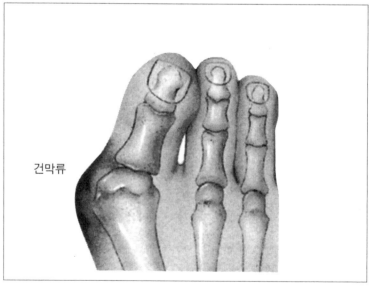

건막류

【그림 2-4-3】 우족의 건막류

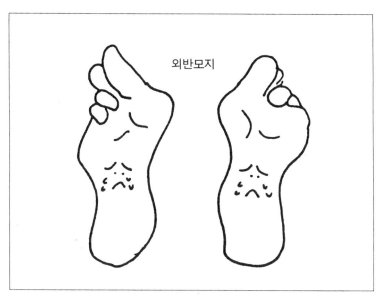

【그림 2-4-4】외반모지(外反母趾)

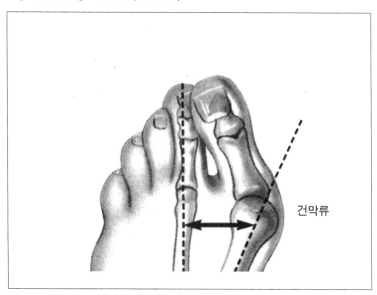

【그림 2-4-5】좌족의 건막류

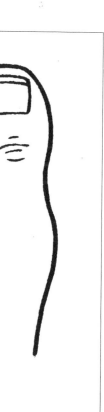

건막류

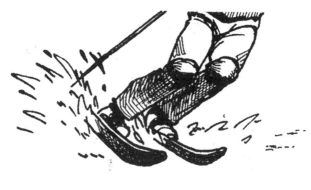

【그림 2-4-6】 새끼 발가락의 건막류

5. 망치 발가락(주상족지 : Hammertoe)에 쿠션과 공간을

망치 발가락(갈고리 발가락)은 새 발톱처럼 구부러진 발가락을 말한다. 즉, 햄머와 같이 생긴 발가락을 말한다. 이런 현상은 유전적일 수도 있고 발가락 상처로 인해 발생할 수도 있다. 또는 뇌졸중이나 구두가 작아서 생길 수도 있다.

망치발가락은 발가락의 부은 상태가 큰 발가락 외부에 혹뼈와 같이 나타난다. 이 발가락이 내부쪽으로 밀고 압력을 준다.

망치발가락 뼈가 외부로 튀어나와 첫 발가락이 다음 발가락을 밀어 결국 발가락 모두가 영향을 받는다. 즉, 발가락이 외부로 구부러진다.

새끼 발가락은 발의 구조가 평발일 때 망치발가락으로 되는 경우가 허다하다. 망치 발가락은 구두에 눌려 새끼 발가락 끝 위에서도 많이 나타난다.

망치 발가락을 치료하기 위해 다음과 같이 해 보자.

① 신의 내부 마찰로 망치 발가락이 고통을 받음을 해방시키고 구부러진 발가락을 돕기 위해 구두 끝에 공간이 많이 있는 신발을 선택하자.

② 망치 발가락 부위에 부드러운 패드를 대보자. 이것이 신의 내부에서 주는 압력을 감소시키는데 도움을 준다.

③ 가능하면 앞이 열려 있는 신발을 선택해 보자. 발가락에 압력과 고통을 주는 것을 피하기 위함이다.

심한 고통이 있으면 병원을 찾아가 수술을 해야 한다. 작은

48

뼈를 수술에 의해 제거할 필요성이 있다. 이런 경우 발 전문의의 치유나 안내를 받을 필요가 있다.

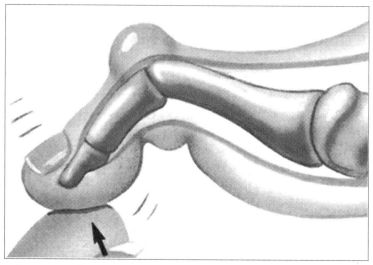

【그림 2-5-1】 햄메토어(hammer toe)

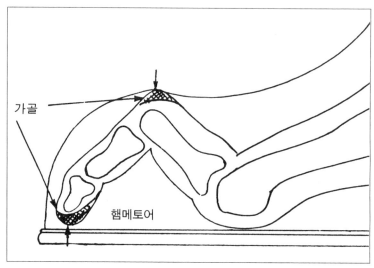

가골

햄메토어

【그림 2-5-2】 추상족지에 형성된 가골

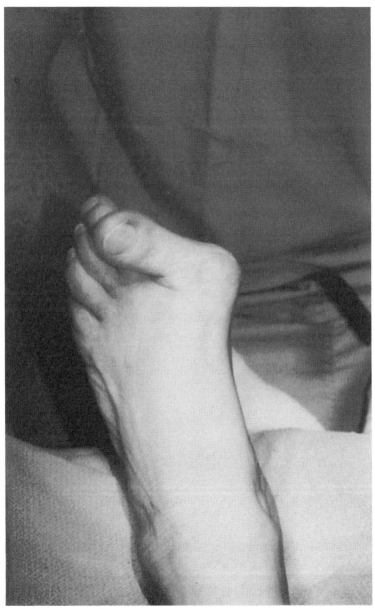

【그림 2-5-3】 추상족지의 증상

6. 신경종(Neuroma) 제거

뉴로마는 발가락 사이의 신경이 부어 생기는 질환이다. 주로 세번째와 네번째 발가락 밑의 신경이 자극을 받아 세번째와 네번째 발가락 사이에 많이 생기고 걸어 다닐 때 발등에 통증

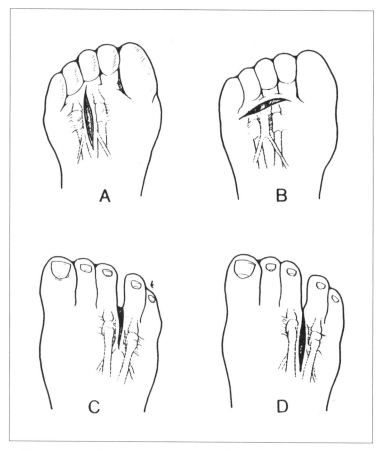

【그림 2-6-1】 뉴로마가 발바닥(A, B)과 발등(C, D)에 나타난 모습

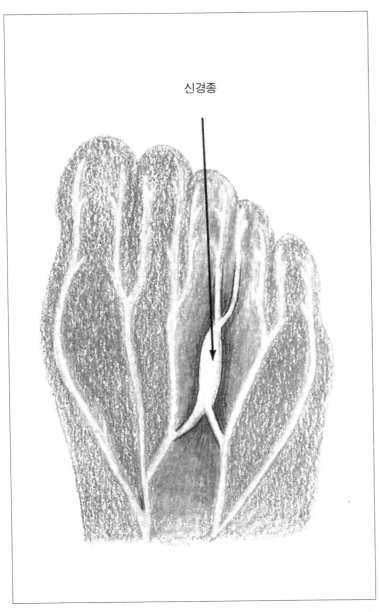

신경종

【그림 2-6-2】 발등에 나타난 신경종

을 느끼며 발가락 사이의 무감각 현상이 일어나기도 한다.

발등에 고통을 주는 신경종(Neuroma) 제거 수술은 발 전문 의가 할 대표적인 수술 중 하나이다.

신경종은 신경층이나 신경층 피부 덮개 자체가 두터워짐으로 생기는 것으로 암이 아닌 양성 악종의 일종이다.

이 증세는 신경선 자극으로 발생하거나 발가락 마디에 지속적인 압력이 가해짐으로 발생한다. 즉, 신고 있는 신발이 맞지 않아 생기는 수가 많다.

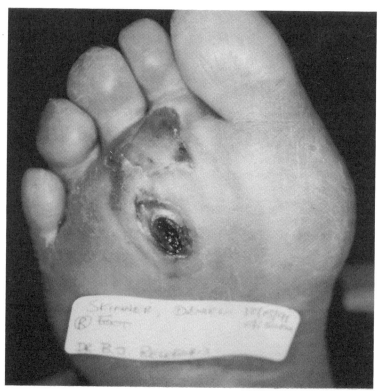

【그림 2-6-3】 발바닥에 나타난 신경종

이 신경종으로 인해 일어나는 고통이나 마비 상태를 치료하기 위해서는 다음과 같이 한다.

① 매일 발을 미지근한 물에 담근다.

② 신발은 앞의 공간이 충분한 것을 선택한다.

③ 신경종에 영향을 주는 환부 앞에 패드를 붙인 구두를 신는다.

가끔 환자들이 고통을 호소해 오면 의사들은 고통을 제거하기 위해 코티죤 주사를 하지만 이는 일시적 방편에 불과하다.

따라서 대개 신경종은 발 전문의에 의한 외과적 수술이 고통을 제거하는데 큰 공헌을 하고 있다.

이 신경종은 피검사나 X-Ray로도 판독이 되지 않아 발 전문의의 치료가 필요하다.

7. 사마귀(Warts) 제거

사마귀는 혹의 일종이다. 물론 이 혹은 암은 아니다.

사마귀가 발바닥에 생기는 경우가 있다. 발바닥에 나타날 경우에는 보행시 고통이 따른다. 이런 사마귀는 바이러스에 의해 생기거나 발바닥에 상처가 있을 때 생길 수도 있다.

많은 사마귀는 시간이 가면서 자연히 자기도 모르게 스스로 없어지는 경우도 있다. 그러나 없어지지 않는 악성 사마귀도 있다. 이런 악성 사마귀는 고통을 주기 마련이다. 특히 사마귀가 활동 부위에 나타나 심한 고통을 주는 경우가 있다.

이런 사마귀의 고통을 줄이는 방법을 보자.

54

① 약국에서 판매하고 있는 파우더(Foot Powder)를 구입하여 발이나 신발에 뿌려 착용한다.

② 목양말(무명실로 짠 양말)을 이용하는 것이 좋고 자주 갈아 신는다.

③ 구두 위에 공기가 통할 수 있는 것을 사용한다.

④ 미지근한 물에 소금을 넣어 바닷물과 같이 만든 용액에 발을 담근다.

⑤ 약 20분 정도 발을 담갔다가 꺼낸 후에 꺼내어 물기를 닦고 건조시킨다.

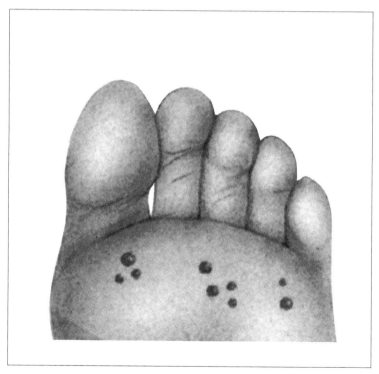

【그림 2-7-1】 발바닥에 나타난 사마귀

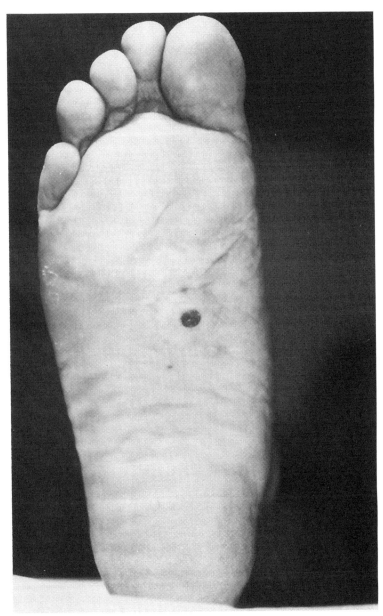

【그림 2-7-2】 발바닥에 나타난 사마귀의 일종

사마귀를 제거하기 위해서 약국에서 판매하는 Wart Re-
over, 살시릭 산이나 패드 또는 와세린, 오인트먼트 기타 용액
을 사용할 수 있다. 단, 이때 주위 살에 영향을 주지 않도록 주
의해야 한다. 약이 사마귀에만 영향을 주도록 사용해야 한다.

고통이 심한 사마귀는 레이저나 전기로 지져서 죽이는 경우
도 있다.

사마귀가 발에 생기지 않게 하기 위해서는 바이러스가 많은
공중탕이나 샤워장에 맨발로 가지 말고 슬리퍼 같은 것을 신는
것이 좋다.

8. 중족골골두통(Metatarsal)

장시간 계속 걷거나 특히 발 앞부분에 체중이 실리는 힐을
신으면 걸을 때마다 발가락 부분에 통증을 느끼는 수가 있다.
이것은 중족골골두통이라 불리는 병이라 알려져 있다.

중족골이라는 것은 발가락 부분에 있는 긴 뼈이고 중족골골
두라는 것은 그 머리 부분을 말한다.

중족골골두통은 발바닥에서 보면 정확히 발바닥 주위의 피
부가 두꺼워져 있는 곳이 아픈 것이다. 이 골두는 체중을 지탱
하는 부분이다. 우리들의 체중은 발꿈치와 이 중족골골두로 지
탱되고 있는데 5개의 중족골골두가 균등하게 떠받치고 있는
것은 아니다. 엄지 발가락(제1중족골골두) 부분이 전체의 약
1/3, 다른 4개의 발가락으로 2/3를 떠받치고 있다. 또 4개의
중족골골두 중에서도 새끼 발가락 부분(제5중족골골두)에는 보

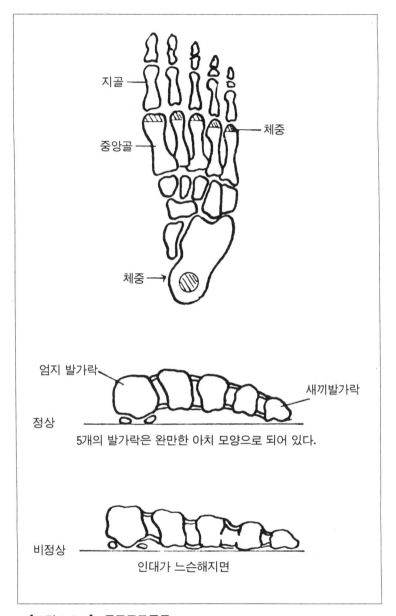

지골

중앙골

체중

체중 →

엄지 발가락

새끼발가락

정상

5개의 발가락은 완만한 아치 모양으로 되어 있다.

비정상

인대가 느슨해지면

【그림 2-8-1】 중족골골두통

다 큰 힘이 가해진다. 이러한 것은 5개의 발가락은 완만한 아치(원) 모양으로 되어 있는데 엄지 발가락과 새끼 발가락이 아치 부분으로 되어 있기 때문이다. 그리고 이 아치를 지탱하고 있는 것은 인대이다.

요컨대 우리들 체중의 대부분은 발꿈치나 엄지 발가락의 제1 중족골골두, 새끼 발가락 부분의 제5 중족골골두의 3부분으로 지탱되어 중족골골두는 인대로 지탱되고 있는 것이다.

그러나 중족골골두의 아치를 지탱하고 있는 인대가 느슨해지거나 늘어지면 아치를 지탱하는 힘이 약해져 전족부가 편평해져 버려 걸을 때에 본래 그다지 체중이 실리지 않는 제2, 제3, 제4 중족골골두에까지 체중이 실리게 되어 그 결과 통증을 느끼게 되는 것이다. 이것이 중족골골두통이다.

인대가 느슨해지는 원인으로 가장 많다고 생각되는 것이 체중 증가이다. 족저근막염과 같이 체중이 증가함에 따라 인대에 과중한 부담을 주어 지탱할 수 없게 되는 것이다.

그 외의 원인으로는 예를 들면 족내근 등 발의 근육이 쇠약해지거나 또는 아킬레스건의 늘어남 등을 생각할 수 있다.

이 중족골골두통은 걱정할 병은 아니다. 만약 통증이 시작된 전후로 해서 체중이 증가하면 체중을 뺀다.

인대가 느슨해져 버리기 때문에 발가락을 움직이는 등 적당한 발운동을 해서 인대를 자극시켜 강하게 한다.

제 3 장

발 뼈 문제

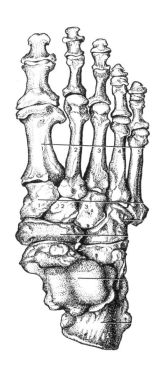

1. 뼈 탈출병(Bone Spur) 고통 제거

건막류나 햄머 발톱과 같이 뼈 탈출(뼈가 튀어 나온 병)은 예방하기가 어렵다.

뼈 탈출병은 외과적인 방법으로 하든지 아니면 현상 유지 정도에서 끝나는 것으로 더 이상 좋은 방법을 찾기 어렵다.

뼈 탈출병은 칼슘이 뼈에 자라서 칼슘이 뼈 밖으로 나오는 것으로, 이로 인해 주위의 근육에 압력과 통증을 주게 된다. 또한 외부의 피부에까지 악 영향을 준다. 이런 병으로 미국에서는 1백만 명의 인구가 고통을 받고 있다.

이 뼈 탈출병은 여러 뼈에서 발생한다. 즉, 발, 다리 등에서 많이 나타난다. 특히 발 뒤꿈치에 잘 나타나서 고통을 많이 준다. 이런 증상이 나타났을 때 발 뒤꿈치는 몸무게를 받쳐 주어야 하기 때문에 고통을 더 많이 받게 된다.

보통 이런 뼈 탈출병은 체중이 무거운 사람이나 임산부에게 많이 나타나고 또한 발 뒤꿈치를 많이 사용하는 운동 선수들에게 잘 생긴다.

치료 방법은 점액낭염에서 뼈 탈출이 일어났다면 무엇 보다도 먼저 구두를 편한 것으로 대치해야 한다.

다음 아이스 백을 아픈 부위에 대거나 아세타미노펜(Acetaminophen)이나 아이브프로펜(Ibuprofen) 같은 고통을 줄이는 것을 사용함이 좋다.

그리고 신발 속에 패드를 사용하고 몸무게를 줄이며 물리

치료나 주사 방법으로 발을 고정하는 방법이 있다.

약으로는 항소염제가 많이 이용된다.

처방없이 구입할 수 있는 약품도 몇 가지 있다.

이 병으로 가끔 운동 중 펴는 운동을 할 때 고통을 주기도
한다.

고통 부위에 칼슘이 점점 축적되며 발 속에서 출혈을 일으
킬 수도 있다.

이런 정도가 되면 심한 증세이므로 발 전문의를 찾아가 치
료를 받아야 한다.

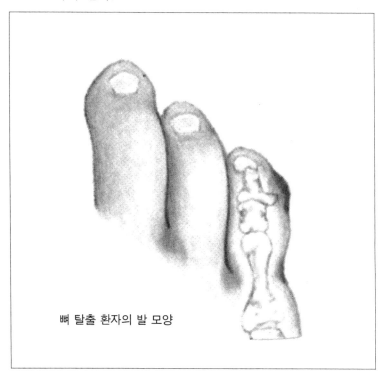

뼈 탈출 환자의 발 모양

【그림 3-1-1】 뼈 탈출병(Bone Spur)의 증상

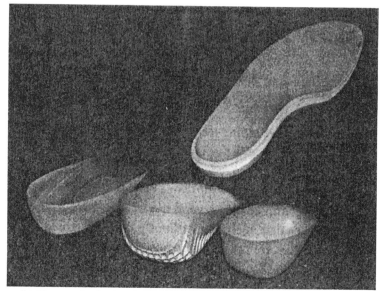

【그림 3-1-2】 발 뒤꿈치를 보호하기 위한 여러 쿠션

2. 골절 의문과 골절의 응급처치

발이나 발목 또는 발가락이 골절되었는지 그렇지 않은지 어떻게 알 수 있을까?

다리나 발목 뼈에서 골절 여부를 알 수 있는 방법은 다음과 같다.

만일 골절이 되었다면 골절 부위가 붓거나 통증을 나타낸다. 또 골절된 부위에서 골절 소리가 나기도 한다.

위와 같은 증세가 나타나지 않아 골절 여부를 파악하기 어려운 경우도 있다. 이런 경우 발목, 발 또는 발가락을 움직일 수 있는가, 그 부위가 아픈가, 그 통증이 손으로 만졌을 때 감지 되는가, 그 부위가 부어 있는가, 멍이 들어 있는가 등으로 골절 여부를 판단할 수도 있다.

그러나 아직도 골절 여부를 알 수 없을 때는 골절로 보고 치료함이 좋다.

그럴 때 다리를 움직이지 말고 바로 응급실로 가야 한다.

발이나 다리가 골절되었을 때 응급조치 하는 방법은 별항에서 다룬다.

만일 다리나 발 및 발가락에 이상이 생겨 골절이라고 의심이 되거나 알게 되면 그 골절 부위에서 신발이나 양말을 조심스럽게 벗긴다.

그리고 발, 발목 및 발가락 등을 움직이지 않도록 한다. 즉, 막대기나 판자 및 두꺼운 잡지 등을 골절 부위에 대어 고정시킨다. 이때 막대기 및 판자 주변에 헝겊 같은 것으로 받쳐서 고정시켜 주어야 한다.

고정시킬 때 너무 강하게 묶어서는 안 된다. 너무 세게 묶으면 혈액 순환에 지장을 초래한다. 이때 골절된 부분을 묶어서는 안 된다. 골절된 부분을 고정할 때는 베개나 담요 같은 것을 주변에 쌓은 후 감아 주어야 한다.

발이 붓거나 피가 나오면 발을 심장 높이 이상으로 올려 놓으면 지혈에 도움이 된다.

골절된 발을 자기 스스로 올리려고 하지 말고 다른 발이나 손을 동원해서 올려 놓아야 한다.

다리를 올릴 때는 다른 사람이 도와 주는 것이 좋다. 만일 주위에 도와줄 사람이 없다고 한 발로 뛰는 것은 좋지 않다.

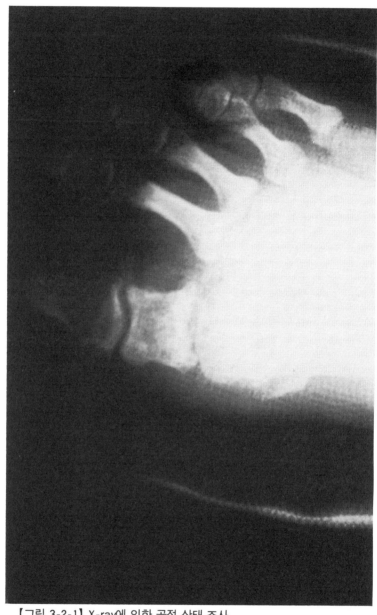

【그림 3-2-1】 X-ray에 의한 골절 상태 조사

이런 행동으로 골절 주변에 자극이나 충격을 주어서는 안 된다. 만일 상처 자체가 골절도 되고 피도 흐르면 지혈부터 시켜야 한다.

또 뼈가 외부에 노출되었을 때나 이물질이 들어갔을 때는 별항에서 다룬 바와 같이 상처 부위를 고정시키고 지혈시킨 후 병원 응급실을 찾아간다.

만일 발가락이 깨졌을 경우에는 신발 끝을 자르고 주변을 감싸 준다.

골절의 결과는 X-ray 촬영 후 할 수 있고 그 후속 조치는 의사의 지시에 따라야 한다. 필요하다면 골절 부위를 잘 맞춘 다음 얼마동안 고정시켜야 한다.

3. 잔금이 간 골절 치유

쇄골절은 뼈나 뼈 집단에 반복적인 힘이 가해져 잔금이 생기는 것을 말한다.

이런 현상은 중족골에서 제일 잘 일어난다.

발의 전면에 있는 중족골은 발톱에까지 연결되어 있다.

이런 중족골의 쇄골 현상은 중족골을 덮고 있는 근육이 너무 약해져서 발생할 수가 있고 무거운 짐을 들 때 짧은 시간 내에 압력을 주어 일어날 수도 있다.

중족골에 쇄골 현상이 일어나면 걸어 다닐 때나 달릴 때 지속적인 통증이 발에 나타난다.

골절 여부를 알기 위해 중족골 주변을 손가락으로 상하를 눌러보면 통증을 느낀다.

쇄골은 스스로 시간이 가면 저절로 회복되기도 하지만 회복 기간이 몇 주일 걸릴 수도 있다. 따라서 쇄골로 인해 이런 통증이 나타나면 상처의 부위를 압박하는 운동은 피하고 쉬는 것이 좋다.

걷는 데도 통증이 심하면 걷는 것도 쇄골에 부담을 야기시키므로 쉬는 것이 좋다. 단, 발가락에 영향을 주지 않는 수영 같은 운동은 상관이 없다. 계속할 수 있다. 그러나 쇄골 부분에 압력을 주는 운동은 중단해야 한다.

중족골에 금이 생겨 일어나는 고통을 제거하기 위해서는 그 부위에 아이스 팩을 대고 아스피린이나 기타 진정제를 먹는 것이 좋다.

쇄골을 예방하기 위해서는 발 끝에 패드를 대서 보호하든가 강력한 활동을 자제해야 한다. 또한 콘크리트 바닥같은 딱딱한 곳에서의 운동도 조심해야 한다. 땅바닥이나 모래 또는 고무판 같은 곳에서의 운동은 별로 염려될 것이 없다.

뼈가 강하면 강할수록 쇄골될 가능성이 높다.

뼈를 강하게 하기 위해서는 칼슘(Ca)이나 비타민 D를 함께 섭취하는 것이 좋다. 비타민 D는 칼슘 대사에 도움을 준다.

여자들은 폐경기에 칼슘 흡수가 잘 안 됨으로 의사의 지시를 받아 칼슘을 보충해야 한다. 치료 방법 중 하나인 에스트로겐(Estrogen) 요법이 요청된다. 물론 이런 요법도 의사의 지시를 받고 행해야 한다.

4. 뼈 집단(Bone Mass) 보존

발의 통증은 발 자체의 문제점에서도 오지만 몸의 다른 부
분에 이상이 나타남으로 인해 발에 간접적으로 고통이 나타나
는 경우도 있다.

골관절염(Osteoarthritis)은 나이가 들어 늙어감으로 인해 관
절과 뼈가 소모되어 일어나는 병으로 이런 증세는 발에서 뿐만

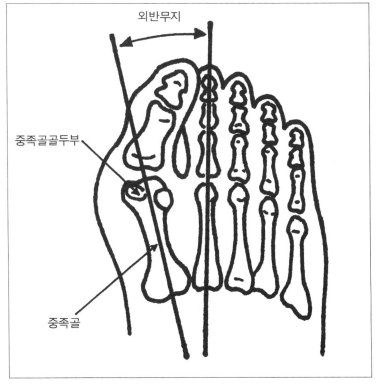

【그림 3-3-1】 중족골 부위

아니라 손에서도 나타난다.

젊은이들은 류머티스 관절염이라 부르는 병으로 고통을 받는다.

미국에는 7500만 명 이상이 이런 관절염으로 고통을 받고 있음이 알려졌다.

이런 경우 가벼운 운동이나 음식을 통한 칼슘 흡수나 철분 흡수가 요청된다.

또한 아스피린이나 소염제(buprofer, Naproxer) 및 처방 없이 약국에서 구입할 수 있는 약들이 많이 있다. 이들 약들이 도움이 된다.

나이가 들어가면 골절되기 쉬운 조건이 된다. 이런 현상이 골다공증을 유발시킨다. 골다공증은 Bone Mass(뼈 집단)가 점차적으로 상실되는 현상이다. 뼈 속이 빈 상태가 된다.

미국에는 골다공증 환자가 2000만 명이나 되며 주로 여성 환자가 많다.

여성 호르몬인 에스트로겐은 여성의 뼈를 강하게 하는 역할을 하는데 여성이 폐경기가 되면 이 호르몬 부족 현상이 일어나 뼈 집단이 약화된다.

즉, 여성의 폐경기에는 여성 호르몬인 에스트로겐의 분비가 감소된다.

최근 보고서에 의하면 담배, 음주 등이 골다공증의 진행을 촉진시킨다고 한다. 물론 골다공증은 유전적인 면도 있다.

골다공증의 진행을 예방하기 위해 음식을 통해 충분한 칼슘을 섭취해야 한다. 필요하다면 칼슘 정제를 먹을 수도 있다.

칼슘은 뼈의 건강과 건설에 도움을 주기 때문이다.

칼슘을 섭취할 때 비타민 D도 많이 섭취함이 좋다. 비타민 D는 음식을 통해서 섭취할 수도 있고, 햇빛에 노출됨으로 형성될 수도 있다.

많은 의사들은 여성이 폐경기 후에 에스트로겐 대치 요법을 받도록 권장하고 있다. 많은 여성들이 오늘날 에스트로겐을 사용하고 있다.

다음 Bone Mass를 위해 체중 조절에 신경써야 한다. 체중

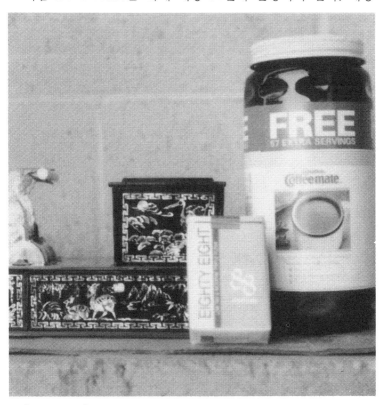

【그림 3-4-1】 골다공증을 증진시키는 담배와 커피

조절을 위해 가벼운 운동이 필요하다.

워싱턴 대학(St. Louis)의 연구 보고서에 의하면 폐경기가 지난 55세 이상의 건강한 여성은 하루 1시간 걷는 운동을 1주일에 4번 이상, 1년 간 지속하면 좋은 결과가 나타난다고 했다.

이 운동으로 골의 상실을 예방해 주고 실제로 뼈 집단을 6~8% 증가시켰다고 발표했다.

5. 무지경직(Hallux rigidius)

정상적인 보행에서 몸이 중력 중심 앞쪽으로 움직일 때, 모든 걸음에서 마지막 발을 뗄 때 엄지 발가락이 과신전되는 것이 원인이 된다. 엄지 발가락의 제1중족지절관절이 경직된다면 보행이 어렵고 통증이 발생된다.

단지 부분적인 발가락의 경직은 고통스러우나 완전히 유합된 관절은 고통이 없다. 환자가 엄지 발가락의 움직임을 피하기 위해 발의 외측면으로 보행하며 관절의 긴장을 피하려 할 때 모지의 제한된 신전은 다른 발가락 변화의 원인이 된다. 그래서 다섯 번째 중족골 위에 더 많은 긴장이 온다.

앞 발의 외측면에 관절과 가골의 불편 뿐만 아니라 이런 상태에서 보행은 피곤하다.

고통스런 모지 경직의 치료는 보행 중 엄지 발가락이 뒤로 젖혀지는 것을 방지하기 위해 제1중족골 밑에 놓이는 깔판을 만드는 것이 필요하다. 신발의 밑창에서 철 깔판은 신발 끝이 구부러지는 것을 방지하며 고정된 밑창은 엄지 발가락을 뻗는

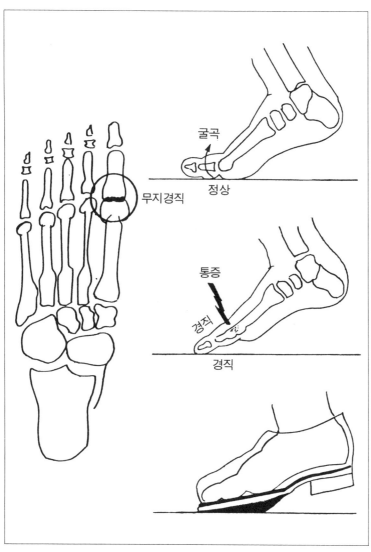

【그림 3-5-1】 중족지절관절 손상으로 관절은 경직되며 보행 중 발가락 떼기시 굴절을 할 수 없어 각 걸음에 통증이 발생한다. 치료는 자연스런 보행을 위해 고정바(rockerbar)와 구부러짐을 막기 위해 발바닥에 철판을 깐다. 이것은 굳은 발가락의 스트레스를 보호한다.

것 없이 보행하는 동안 고정판 위로 발이 구르는 것을 허용한
다(그림 3-5-1).

관절의 절제를 통한 외과적 처치와 보장구를 이용 관절을
대치할 수 있도록 중족골두를 재구성하는 방법도 있다.

6. 발목을 삐면

발목을 삔다는 것은 근육, 조직, 건 등이 찢어졌거나 모세혈
관이 파열되는 등 이상이 생기는 현상이다. 환언하면 발목을
삐었을 때는 근육, 조직, 건 등의 지나친 확장으로 주변에 있
는 모세혈관의 파열을 유발시켜 그 주변이 붓고 피가 멍들며
열이 나는 경우가 있다.

발을 삐는 경우는 운동을 하다가 잘못 디뎌 일어나는 수도
있고 몸이 무거운 비대한 사람이나 임신부들이 몸무게에 비해
발목에 더욱 많이 체중을 실리므로 일어나는 경우도 있다.

이런 사고는 근육이 찢어져서 일어나는데 조직 파열의 정도
에 따라서 고통의 정도가 달라진다.

파열의 정도가 심하지 않을 경우 파열 부위를 잘 보존하면
시간이 지남에 따라 저절로 회복되는 경우도 많다.

심한 파열이 일어났을 때는 의사를 예방할 필요가 있다.

발을 삐었을 때 다음과 같은 주의가 필요하다.

① 다리를 하루 이틀 사용하지 말고 높이 올려 놓을 것.

② 아이스 팩을 매시간마다 15분 정도 처음 하루 또는 부기
가 사라질 때까지 자주 실시한다.

③ 고무 붕대를 사용해서 발목을 약간 가압하여 준다. 단, 당뇨병이나 고혈압 환자는 의사와 상의해서 실시한다.

④ 발목에 심한 고통이 서서히 사라지면 약간씩 움직여 보고 발목을 풀어 준다.

발목은 한번 삐면 재발되는 경우가 많으니 운동시나 보행시 과거 삔 부분을 운동화 등으로 잘 보호해 줄 필요가 있다.

운동시 발목 부위를 붕대로 사전에 잘 감아 주는 것도 좋다.

만일 운동시 발목을 자주 삐면 발 전문의를 찾아갈 필요가

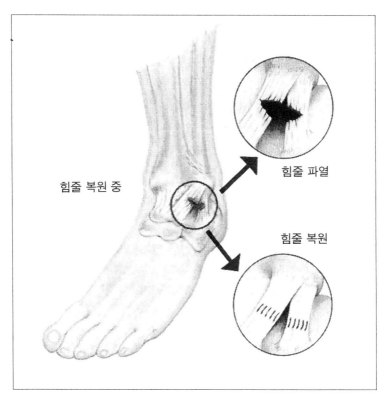

힘줄 복원 중

힘줄 파열

힘줄 복원

【그림 3-6-1】 발목 힘줄 파열의 회복

있다. 전문의는 발 외부에 커스텀 메이드 기구를 부착하도록
추천해 줄 것이다.

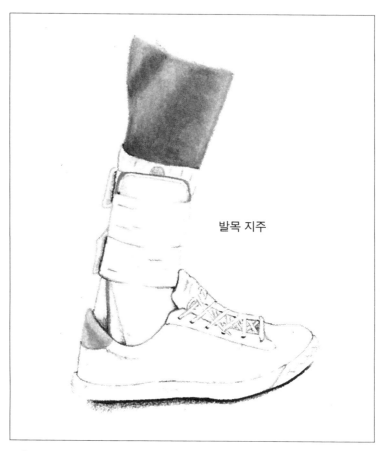

발목 지주

【그림 3-6-2】 발목지주

제 4 장

편평족(Flat Foot)

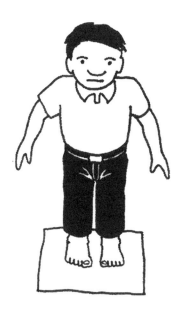

1. 평발(Flat Foot)

평발(편평족)은 정상적인 발이 아니다. 정상적인 발은 아취가 너무 높지도 낮지도 않아야 한다. 압박종이 생기는 일이 없고 발가락이 똑바로 뻗어 있어야 한다.

즉, 발에 아무런 고통이 없어야 한다.

평발 소유자는 발에 아취가 없고 발의 발바닥이 땅에 수평으로 놓인다.

평발은 발의 생긴 모습으로 보통 여러 증세를 유발시키지만 전혀 증세가 없는 사람도 있다.

평발로 인해 다리 전체가 굽혀지는 경우도 있다. 또한 발 모양은 이상이 없으나 구조적으로 평발의 모순을 나타내 고통을 주는 경우도 있다.

평발에 대한 문제점은 사람에 따라 상이하다.

어려서는 모두가 평발로 보인다. 15세까지는 계속 아취가 성장하고 있다.

아취에 지방 조직이 많을 때 평발로 보인다.

아이가 서고 걸을 때까지는 발 근육이 전격적으로 발달되지 않으나 10세 정도가 되면 기초적인 발 구조가 형성된다.

아이가 처음 걸음마를 시작할 때 제한된 신을 신는 것은 정상적인 발 근육 발달을 지연시킬 수 있다. 발 내부의 압력으로 3~6세의 정상적인 어린이들일지라도 무릎에 통증을 유발시킬 수 있다.

나이가 많아지면서 평발을 소유한 사람들의 수효가 적어진다.

융통성 평발은 보통 잘 나타나는 평발의 대표적인 발이다. 이들의 발은 앉아 있을 동안에는 아취가 정상적으로 나타난다. 즉, 아취가 들어간 상태로 보인다. 그러나 일어서면 평발로 나타난다.

이런 융통성 평발은 엄밀한 의미의 평발은 아니다.

이런 융통성 평발은 어린이일수록 자연적으로 치유된다.

따라서 어린이들에게 나타나는 융통성 평발은 크게 걱정할 필요가 없다. 활동에도 지장이 거의 없다. 일부 어린이에게서만 고통을 호소하는 경우가 나타난다.

이런 통증은 극소수의 어린이에게서만 나타나는데 이는 아취나 뼈의 비정상적인 형성에서 기인된다.

이런 통증이 활동하는데 지장을 주면 병원을 찾아가 의사의 조언을 들어야 하지만 활동에 지장이 없으면 방치해도 상관이 없다.

활동적인 사람에게 이런 현상이 나타나면 슬개골 이상, 무릎 문제, 히프 긴장감, 등뼈 통증 등이 나타난다.

지난 10여년 간 발 연구가들의 결론에 의하면 경증 평발을 소유한 성인들은 어린 시절에는 좀 나타나다가 결국 중년이 되면 의학 치료를 요청하게 된다는 것이다. 즉, 성인이 되면서 평발 증세가 잘 나타나고, 체중의 증가로 평발로 인한 고통을 더욱 받는다는 사실이 알려졌다.

후견골건은 아취를 유지하는 근육 및 건으로 이 건이 찢어지므로 어른들에 있어서 평발 증상을 더욱 악화시키고 있다.

후견골건은 어떤 상처로 생기는데 나이가 증가함에 따라 이 건이 약해져서 생길 수도 있다.

40대 중반에 이런 문제는 더욱 악화된다.

한번 건에 이상이 생기면 아취의 통증으로 고생하게 된다.

이런 모양이나 증세는 나이가 증가할수록 증진되고 결국 병원을 찾게 된다.

주 증세는 구두 뒤꿈치 뒤쪽 내부의 소모되는 모양이 이상해진다. 즉, 평발 환자의 신은 구두 뒤의 내부쪽이 많이 닳는다.

다음 요철이 심한 길을 걸을 때 적응이 잘 안 되고 통증을 느낀다. 진동이 올 때 잘 흡수하지 못하여 이로 인해 고통이 다리, 무릎 등으로까지 이전된다.

가끔 서 있을 때는 경직 평발이 유연한 평발 같이도 보인다.

평발의 많은 사람들은 아취 부위에 출생 때부터 큰 혹 같은 것을 가지고 있는 경우도 있다.

이것은 큰 증상을 나타내지는 않지만 가끔 구두로부터 압력을 받았을 때 통증을 느낄 수 있다.

아취의 작은 문제일지라도 긴장이 누적되면 만성적 스트레스로 변한다.

통증은 운동 후 증대될 수도 있고 염증이 증가될 때 커질 수도 있다.

이런 환자의 평발은 힘줄이 풀어지고 아킬레스건은 더욱 굳어진다.

평발 소유자는 엄지 발가락에 더욱 스트레스를 준다. 또한 건약류 자체를 증가시키고 악화시킨다.

엄지 발가락은 유연성을 잃고 더욱 스트레스를 받아 발바닥의 패드에 압박종을 만든다.

평발이 진행되므로 뒤꿈치 방향이 똑바로 나가지 못하고 밖으로 나가는 경향이 있다.

힘줄과 건이 꼬집히므로 발목의 뒤꿈치 뼈 자체가 발목 뼈쪽으로 기울어지고 무너지기 때문에 통증이 점점 증가된다.

이런 비정상적인 진전은 통증을 더욱 악화시킨다.

결과적으로 관절이 탈골되고 유연성이 없어진다.

족후부 관절에 관절염이 발달되고 이것이 고통의 원인이 된다.

우리가 기억해야 할 것은 평발 형성에 의한 하부의 비틀린 영향은 무릎에 이어지고 다음 히프와 등에까지 영향을 주게 된다는 사실이다. 즉, 발의 증세는 발 자체 뿐만 아니라 주변의 지역에까지 불편을 주게 된다.

만일 전에 무릎이나 히프 및 등 디스크 등에 문제가 있었던 사람이면 평발로 인해 통증이 가중될 수 있다.

반면 무릎 관절염을 가지고 있는 사람은 평발을 유발시킬 수 있다. 즉, 무릎에 스트레스를 주므로 평발을 만든다.

구두의 닳은 모양을 보고서 평발의 상태를 평가할 수 있는데 구두 창의 내부 쪽이 빨리 닳고 또한 발 뒤꿈치 뒤쪽 외부가 많이 닳으면 그 신발의 소유자는 평발이라고 할 수 있다. 왜냐하면 발이 발 뒤꿈치 외부를 많이 마찰시키고 발 내부를 자주 많이 굴리기 때문이다.

다시 평발이 나타내는 증세를 요약하면 아취 건 내부에 긴장과 고통을 주고 발목 내부가 붓는다.

또한 건약류 증세가 보이고 발목 외부가 아프다. 그리고 충격의 흡수력이 약하다. 발, 발목, 발가락 마디에 관절염이 나타나고 정강이 뼈, 무릎, 등뼈 등에 통증이 나타난다.

평발 소유자는 체중을 줄이고 아킬레스건의 펴기 운동을 자주 실시한다.

구두에 의한 조절은 바람직스럽지는 못하지만 고통을 줄이는 이점은 있다.

약을 사용하여 통증을 일시적으로 감소시키는 경우도 있다.

이외에 따뜻한 물에 발을 담그기, 얼음으로 부기를 가라 앉

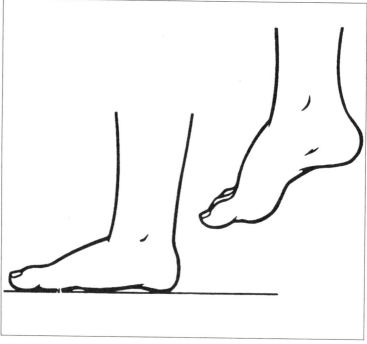

【그림 4-1-1】 유연성 평발(발을 올리면 아취가 형성되나 밟으면 평발이 된다)

히기, 물리치료 방법, 발 뒤꿈치 펴주는 운동, 스테로이드 크림 바르기, 뒤꿈치 내부나 구두 속에 부드러운 것을 넣어 보호하는 방법 등이 있다. 또한 적당한 신발을 제조해서 신는 방법도 도움이 된다.

심하면 전문의에 의해 수술하거나 캐스팅을 요하는 경우도 있다.

2. 평발에 대한 염려

평발(편족)이란 전술한 바와 같이 발바닥이 잘 펴져 있는 상태를 말한다. 즉, 발바닥 중앙에 아취가 없는 상태의 발이다.

편족(편평족)은 발바닥 중앙이 방바닥에 섰을 때 바닥에 닿은 상태로 보행시 발바닥 전체가 땅에 접촉되는 경우이다.

편족은 대부분 유전적이나 다리가 X자형일 때, 아킬레스건이 단단할 때, 체내 호르몬 균형이 잘못 되었을 때 또는 몸에 이상이 있을 때 발생할 수도 있다.

편족은 그 자체가 고통을 주지만 특히 다섯 번째 발가락에 문제를 야기시키는 경우가 있다.

미국에서는 500만 명이나 되는 사람들이 편족이라는 보고가 있다.

편족은 땅을 밟지 않는 부분이 없어 몸전체를 지탱시키는 힘이 약하고 근육이 처져 있어 수축도 불충분하다.

편족은 발의 혈액 순환이 나빠서 독소가 체내에 축적되기 쉬우며, 민첩성이 결여되어 있으며 운동 신경도 우둔해지게 된다.

또한 정상적인 발보다 피로하기 쉽다.

편족은 장시간 서서 작업하는 사람, 예를 들면 미용사, 교사, 백화점의 점원 등에서 흔히 찾아 볼 수 있다.

편족인 아기는 일반적으로 끈기가 부족하여 신경반사도 둔해지므로 이해력이나 기억력에도 지장을 초래하는 경우도 나타난다.

겉모양은 편족인데 장시간 일을 해도 아무런 지장이 없는

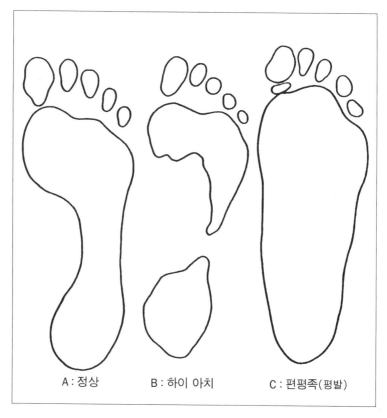

A : 정상   B : 하이 아치   C : 편평족(평발)

【그림 4-2-1】 발바닥의 족문   A. 정상, B. 하이 아취, C. 편평족(평발)

사람도 있다.

그럴 경우에는 발의 골격이 튼튼하며 근육이나 힘줄도 튼튼하고 탄력성도 좋기 때문에 나쁜 발이라고 평가할 수는 없다.

반대로 정상적인 발이라도 구조가 약하고 체중에 의해서 짓눌리는 듯한 사람의 발도 있다. 이런 사람의 발은 편족이 아니어도 피로하기 쉬우므로 나쁜 발의 소유자라고 말할 수 있다.

편족이라도 통증이 심하지 않는 한 구태여 신경을 쓰거나 걱정할 필요는 없다.

편족으로 인한 통증이 없으면 그 발을 고칠 필요가 없다.

편족 때문에 발 전문의를 찾아가면 의사는 발에 맞는 신발을 추천해 준다. 동시에 치료법도 일러줄 것이다.

편족으로 인해 통증이 심하거나 문제가 심각할 때는 아취를 보존해 주는 것이 좋다.

그렇지 않으면 크게 신경 쓸 필요가 없고 잘 보존만 해주면 된다.

3. 편평족과 마사지

편평족이 늘고 있다.

편평족의 아이들이 점점 늘고 있는 추세다. '우리집 아기는 족심이 없다'고 하며 새파란 얼굴을 하고 병원을 쫓아가는 어머니들이 급증하고 있다.

도시에서 생활하는 사람들의 많은 아기들이 족심이 보이지 않는다고 하는 보고도 있다.

이런 편평족의 아이들은 운동을 하면 곧 피로하게 된다. 걸으면 발이 아프다. 위장이 나쁘다. 알레르기가 있다. 요통, 척추의 변형 등 편평족이 되면 여러가지 증상으로 고생하게 된다.

이런 학생은 발바닥에 자극을 주는 운동을 하지 않는다.

편평족의 아이들은 학교가 끝나고 집에 돌아오면 TV 앞에서만 앉아 있다.

체조 시간에도 운동화를 신지 맨발로 하지는 않는다.

이런 모양으로 신발을 항상 신고 있으니 발과 몸에 유독한 침전물인 노폐물이 쌓이게 된다.

편평족에는 신천적인 것과 후천적인 것 2종이 있는데, 태어날 때부터 족심이 없는 아이는 극히 드물다.

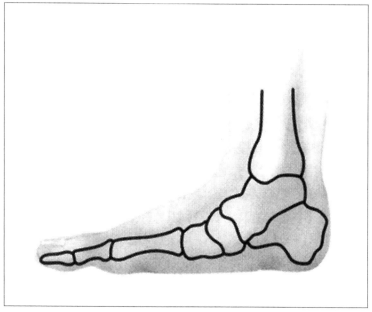

【그림 4-3-1】 편평족(족심이 바닥에 붙어 있다)

X레이 사진을 찍어 보면 발바닥의 골격은 그대로 활모양으로 굽어져 있으며 아무런 이상이 없는 것을 알 수 있다. 그럼에도 족심이 납작한 것은 거기에 노폐물이 차있기 때문이다.

이러한 납작발은 족심을 눌러보면 가장 바깥쪽은 물이 고여 있는 것 같다.

더욱 힘을 주어 누르면 밀가루를 풀어 침전시킨 것 같은 덩어리를 느낄 수 있으며 그 안쪽은 석회층같이 되어 있다.

날마다 끈기있게 발바닥을 잘 주무른다면 점점 들어가는 것이 특징이다.

그러한 아이들에게 맨발로 자유롭게 집밖을 쫓아다니게 하거나, 나무타기를 하거나 줄넘기를 하는 것만으로도 편평족은 줄어든다.

증가하는 편평족이야말로 인류 건강의 위험 상태를 알리는 적신호이다.

족심에 쌓인 노폐물이 전신에 순환하기 전에 침전물을 주물러 녹여 없애지 않으면 다른 병을 일으키게 하는 중요한 원인이 된다.

4. 발바닥 장심의 조사

독자들은 자기의 발바닥 장심이 좋은 상태인지 조사해 보기 바란다.

발바닥의 장심이 정상적으로 형성되어 있지 않으면 피곤이 빨리 올 수 있다.

발바닥 장심을 간단히 조사하는 방법을 기술하고자 한다.

① 의자에 앉아서 발바닥에 먹물을 칠한다. 먹물이 마르기 전에 밑에 백지를 깔아 놓는다.

② 밑에 깔아 놓은 백지 위에 일어서서 발바닥의 먹물이 백지에 묻도록 한다. 백지에 인지를 찍는 행위와 비슷하다. 두 발의 간격은 5~10cm 정도.

③ 발을 움직이지 말고 조심스럽게 다시 의자에 앉는다.

④ 발을 올려 종이를 빼낸다. 종이에 발 도장이 찍힌 모습을 볼 수 있다.

판정법을 보자.

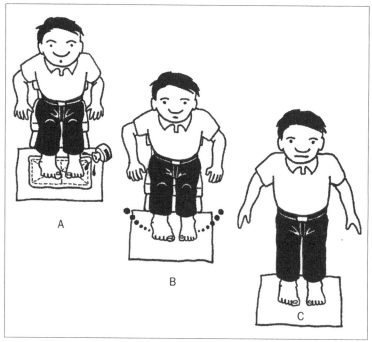

【그림 4-4-1】 발도장 찍기

◑ 간단한 방법

둘째 발가락의 중심점과 발 끝 중앙을 직선으로 연결한다. 이 직선을 기준으로 발바닥의 장심이 새끼 발가락 쪽에 있으면 잘 형성된 장심으로 판정할 수 있다.

만일 이 직선에서 장심이 엄지 발가락 쪽으로 치우쳐 있으면 장심의 형성이 빈약한 편이다. 이런 사람은 피로가 쉽게 오게 된다.

이런 발을 수정하기 위해서는 매일 대나무를 열심히 밟는다든가 자갈밭을 걷는 것 등이 도움이 된다.

발의 장심(아취)이 형성되지 못한 대표적인 발이 편평족이다.

갓난 아이들의 발은 처음에 아취가 형성되지 않았으나 커가면서 생기기 시작한다.

백지에 찍힌 발도장을 보고 좀더 자세히 판정하는 방법을 다음 그림에서 볼 수 있다.

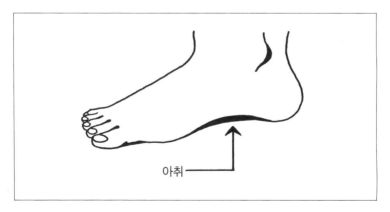

아취 ─

【그림 4-4-2】 아취(장심) 부위

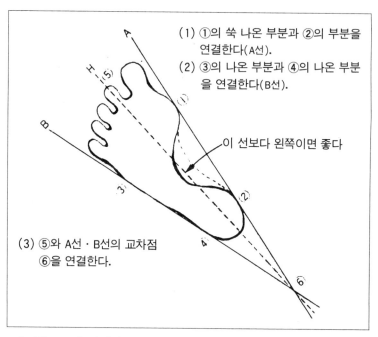

(1) ①의 쑥 나온 부분과 ②의 부분을 연결한다(A선).
(2) ③의 나온 부분과 ④의 나온 부분을 연결한다(B선).

이 선보다 왼쪽이면 좋다

(3) ⑤와 A선·B선의 교차점 ⑥을 연결한다.

【그림 4-4-3】 장심의 평가

발등이 높이 솟아 있는 것은 아취가 발달된 모습이다. 따라서 발등이 높은 사람은 장심이 잘 형성된 사람으로 근육의 발달도 좋고 간장의 기능도 좋다고 동양의학에서는 판정한다.

5. 높은 아취(High Arch)

같은 사람의 발일지라도 두 발의 크기가 같지 않은 경우가 있다. 보통 육안으로 보아서는 같은데 실제로는 이상하게도 다른 경우가 흔히 나타난다.

이런 비정상적인 발의 예로 높은 아취를 들 수 있다. 높은 아취는 증상 자체가 성인이 될 때까지 잘 나타나지 않지만 발견되면 곧 치료가 요청된다.

높은 아취의 발은 정상 아취 발 보다 진동을 흡수하는 능력이 약하다.

높은 아취형 발은 발의 중족부에 무게를 실어 발 전체의 무게를 담당하게 된다.

높은 아취는 어린 시기에 증상이 나타나는 사람도 있다. 이로인해 신경근육통을 유발시킬 수 있다. 즉, 근육통, 근육위축증 기타 신경계통의 병을 발생시킬 수 있다.

높은 아취는 원인이 어디에서 오는지 잘 알지 못하고 있다. 그러나 햄머발가락, 물갈퀴 발가락, 뒤꿈치 통증, 복사뼈 부종 등에 의해서 생길 수도 있다.

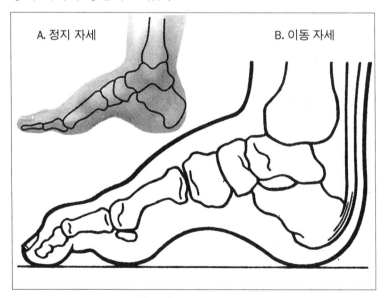

【그림 4-5-1】 높은 아취(A, B)

치료 방법은 원인을 찾아서 대치해야 한다. 원인을 찾기 위해 가족의 병역을 조사하고 X-ray에 의한 신경질환 등등을 조사해 보아야 진찰 결과가 나올 수 있다.

신의 쿠션 부분이 정상적으로 닳았는지 조사하는 방법도 도움이 된다. 또한 중족 패드가 높은 아취에 영향을 주었는지도 조사해 보아야 한다.

치료를 위해 물리적 요법으로 근육 펴기 운동 등을 매일 실시함도 도움이 되리라 본다.

다리에 회복 증상이 나타나면 충격 흡수 능력이 증가된다.

높은 아취는 수술을 일찍하면 효과가 잘 나타난다. 물론 수술이 어려운 것은 아니다.

만일 발이 기형으로 이상하면 중간에 하나를 연결하여 받쳐 주는 방법도 있다. 이런 수술로 발에 주는 힘을 분산시킬 수 있어서 도움이 된다.

발 뒤를 받쳐 주는 것은 큰 도움이 되지 못한다.

근본적으로 발에 이상형이 나타나면 정형 외과적인 수술을 일찍 함이 좋다. 즉, 어린 시절 같이 다리에 융통성이 많을 때 실시하는 것이 좋다. 너무 늦게 수술하면 기형 처리가 실패할 확률이 높다. 또한 회복하는데도 많은 시간이 소요된다.

6. 상처받은 아취의 치유

아취가 심히 상처를 받았을 때 발운동을 중지하고 쉬어야 한다. 그리고 아이스 팩을 그 부위에 부착해야 한다.

발가락에서 발뒤꿈치까지 연결되는 근육이 있는데 이 근육이 아취를 형성하고 이 근육에 염증이 생길 경우 문제가 발생한다.

발의 아취에 너무 많은 압력을 주었을 때 즉 등산, 마라톤, 장거리 보행, 무거운 물건을 들 때, 특히 임산부가 무거운 물건을 들 때 아취에 문제를 야기시킨다. 또한 임산부는 호르몬 분비 이상으로 아취에 문제를 발생시킬 수 있다.

이상 여러가지 이유로 아취가 눌려 평족과 같이 되는 경우는 근육이 찢어지는 현상이다.

이렇게 상처를 받으면 아픈 부위를 아이스 팩하고 다음에는 그 부위를 따뜻하게 해 준다. 이런 작업을 하루에 20분 정도 함이 좋다.

그리고 발 운동을 쉬기 위해 활동을 중지해야 한다. 아취 근육의 조직이 완전히 고통으로부터 회복될 때까지 쉬어야 한다. 치료하는데 6주 정도 걸리는 수도 있다.

심하지 않을 때는 걸을 수 있으나 아취를 보조하는 기구를 신발에 넣어 이용하면 회복이 빠르다.

이런 아취 보호제는 약국에서 구입할 수 있다.

좋은 아취 보호제가 필요하다면 의사를 방문하기 바란다.

의사들은 가끔 진통제, 코티존 주사, 항소염제를 처방해 주기도 한다.

한번 아취에 문제가 생기면 재발되는 확률이 높다. 이를 방지하기 위해 신발 선택이 중요하다. 특히 아취 보호물이 잘된 신발이 좋다.

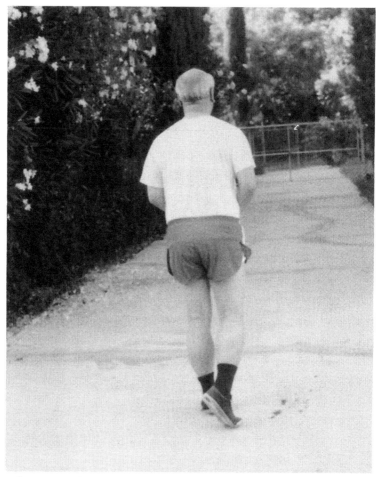

【그림 4-6-1】 아취에 상처를 주기 쉬운 마라톤

발에 갑자기 스트레스를 주는 운동은 피함이 좋다.

발, 다리 근육의 펴는 운동법은 별항에서 다루기로 한다.

발을 펴는 운동을 매일 조금씩 조금씩 하는 것은 아취 치유
나 건강에 좋은 결과를 가져온다.

7. 외반편평족(外反扁平足)

외반편평족에는 선천성 외반편평족과 유아성 외반편평족이 대표적인 것이다.

◐ 선청성 외반편평족

● **증세** : 내반족과 같이 출생 직후에 기형으로 나타난다.

발바닥이 배의 밑같이 튀어나오고 발 끝이 바깥쪽으로 향한 형태가 된다. 이는 아주 희귀한 병으로 반대쪽 발이 내반족으로 될 수도 있고 손의 기형도 동반하는 수도 있다.

또 골반의 변형과 척추의 피열도 합병할 수 있다.

● **치료** : 마사지와 교정 깁스 등 보존적 치료가 행해지거나 거의 대다수가 수술 교정이 필요하다.

◐ 유아성 외반편평족

● **증세** : 걷기 시작한 유아의 발이 외부 쪽으로 향하고 불안정해서 넘어지기 쉬운데 자세히 관찰해 보면 발의 외측면이 뜬 것 같은 상태가 되어 있다.

이것은 발의 근육 및 인대의 발육 불량으로 족근골간의 결함이 튼튼하지 못하고 늘어져서 정상의 발 모양을 유지할 수 없으므로 생기게 된다.

● **경과와 치료** : 전신 근육의 발육과 같이 정상적 형태로 회복되는 것이 보통이지만 그 중 일부는 어른이 되어도 편평족이

된다고 생각된다.

보행 장애가 있는 것은 보조기로 교정 위치를 유지해 주고 수술은 필요없다.

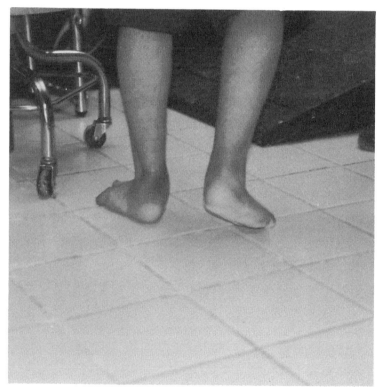

【그림 4-7-1】 외반 편평족

제 5 장

발톱 문제

1. 살 속으로 자라는 발톱(Ingrown Toenail)

발톱이 살 속으로 파고 자라는 것을 방지하기 위해서 발톱을 똑바로 자르기를 권하고 있다.

발톱이 살갗 속 즉, 내부로 자라는 것은 대부분 유전적이지만 발톱을 손질할 때 잘못해서 생기는 수도 많다.

이 병은 구두가 작아서 압력을 주면 더욱 고통을 느낀다.

살 속으로 자라는 발톱을 방지하기 위해 발톱을 똑바로 즉, 일자로 자르는 것이 현명하다. 둥글게 자르다가는 문제가 야기되기 쉽다.

다음, 발가락 끝을 압박주는 양말이나 신발을 신음으로 인해 발가락을 압박하는데, 이것이 발톱의 성장을 살 속으로 침입시킬 수도 있다.

이런 발톱이 살 속으로 자라는 현상은 발톱이 자람에 따라 자연히 치유되는 경우도 있다.

이런 발톱 성장이 당뇨병이나 심장병으로 비정상적으로 자랐다면 전문의의 의견을 따라야 한다.

발톱이 살 속으로 자라는 것을 치유하기 위해서는

① 신발의 끝이 넓은 구두로 대치한다.

② 물과 포버돈 아이다인(Povidone iodine, 베타다인)을 1:1로 혼합하여 하루 한 번 정도 20분 가량 발을 담그면 통증이 감소된다.

③ 발톱을 깨끗이 썻고 속으로 자라는 발톱을 억지로 끄집

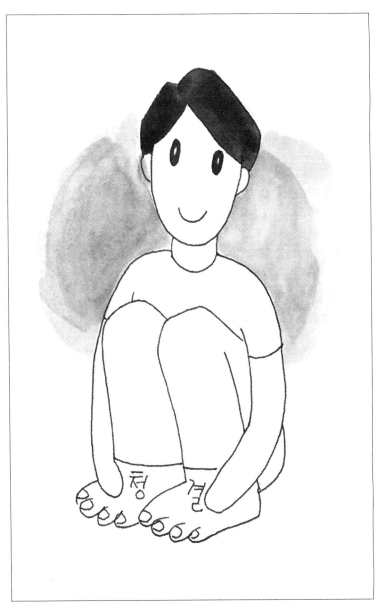

【그림 5-1-1】 발톱은 언제나 청결하게 해야 한다.

어 내어 자르지 말 것.

④ 목욕이나 샤워한 후 1일 1회 살균제를 환부에 바를 것. 발톱이 살 속으로 성장할 경우에는 세균 감염 위험이 크기 때문에 살균제를 사용해야 한다.

발가락이 살 속으로 자라는 발톱으로 인해 부작용이 일어나 주변이 아플 때는 부위가 빨갛게 되고 부어 올라 결국 이로 인해 통증이 심해질 경우가 있다. 이런 증세가 보일 때는 곰팡이 감염도 되기 쉽다.

이런 증세가 보이면 따뜻한 물과 베타다인을 1:1로 섞어 이 물에 하루 두 번 정도 발을 담그는 것이 좋다. 이런 처치는 고통이 없어질 때까지 지속함이 좋다.

한 번 발을 물에 담글 때는 15분 내지 20분 정도 실시하기를 권면하고 있다.

이런 발톱의 비정상적인 성장을 방치해 두면 신발의 압력으로 피부에 문제가 커진다.

발톱이 살 속으로 성장하여 고통을 지속적으로 야기시키면 발 전문의를 찾아가 전문의에 의해 그런 발톱을 제거하는 것이 좋다.

약간 곪았을 경우에는 곪은 부분의 발톱 일부를 제거하면 간단히 치료되나 다시 재발되는 경우도 있다. 흔히 발톱이 살을 파고 들면 발톱을 전부 뽑아야 하는 것으로 생각하는데 이런 경우는 거의 없다. 발 전문의들은 염증을 유발하는 일부 부위의 뿌리 제거 수술을 통해 발톱 부분이 자라지 않도록 하는 방법을 사용한다.

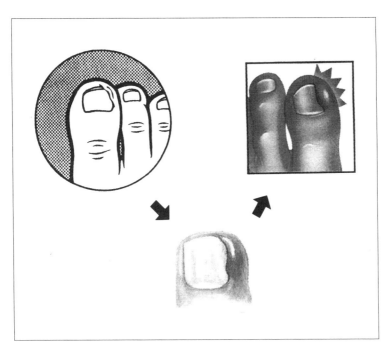

【그림 5-1-2】살 속으로 자란 발톱

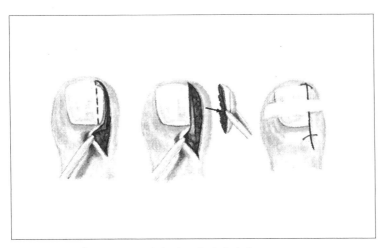

【그림 5-1-3】살 속으로 자란 발톱의 절단 수술

2. 발톱의 상처와 감염

발톱은 외부의 압력이나 마찰에서부터 발가락 끝을 보호해 준다.

발톱이 속으로 자라는 것은 발톱 자체에 통증을 일으킨다.

발톱이 상처로 인해 가끔 고통을 받는 경우가 있다. 이런 현상은 다음과 같은 경우에 나타난다.

발톱에 무거운 물건이 떨어져 상처를 입은 경우, 신발로 인해 압박을 받을 경우, 신발이 너무나 작아서 조여 올 경우, 발톱이 영양 부족으로 얇아졌을 때, 또는 비타민 C 부족으로 인해 발생될 수도 있다.

또한 발톱의 색깔이 무거운 물건의 충격으로 변색되는 경우도 있다. 보통 피가 속에 맺어 까맣게 되는 경우가 많다. 발톱의 색깔이 까맣게 되는 것은 시간이 흐르면 자연적으로 사라지기도 한다. 이럴 경우 발톱 주위를 잘 싸서 보호해야 한다.

발톱에 피가 엉켜 자연적으로 치유되지 않을 경우 발 전문의를 찾아가 발톱 밑의 피를 빼는 방법도 있다. 선천적으로 발톱이 스스로 빠지는 경우도 있다. 이런 경우 라노린(lanolin)이나 와세린 같은 것을 매일 상처 부위에 발라주면 도움이 된다.

발톱이 움직이면 밴대지로 그 부위를 잘 감아서 고정시켜 주어야 한다. 발톱의 뿌리가 내릴 때까지 안정시켜 주어야 한다. 물론 발톱이 빠진 부위에 세균의 감염이 되지 않도록 소독을 자주 해 주어야 한다.

발톱이 심한 상처를 받았을 때 발톱 근원의 상처로 발톱이

제5장 / 발톱 문제 · 101

결국 빠질 수도 있다.

이런 경우 새로운 발톱이 나오기까지는 6개월 정도가 걸린다. 새로운 발톱이 나오려고 할 때는 연약한 발톱을 잘 보호해야 한다. 그 주변에 패드를 대서 잘 관리 보호해야 한다.

발톱에 이상이 생기는 것 중에는 발톱에서 곰팡이가 자라는 경우가 있다. 발톱 끝에서 안쪽으로 들어가면서 병적인 증상이 확대되어 간다. 즉, 곰팡이가 외부에서 내부로 들어가면서 발톱을 약화시키고 이로 인해 발톱이 깨지기 쉽게 된다.

증상이 심할 때는 의사를 찾아가야 한다.

건성 등으로 발톱이 빠지는 수도 있다. 이런 경우 항 무좀약 같은 것을 사용하기도 한다.

또한 발톱 끝이 두터워 가위로 자르기 어려운 발톱이 있다. 이런 발톱의 소유자도 집에서 처리하기가 어려우면 의사를 찾아가면 발 전문의는 잘 처리해 준다.

몸의 다른 부위에 이상이 생겨 발톱에 병상이 나타나는 경우도 있다.

매독이나 결핵과 같은 병의 감염으로 발톱에 영향을 주는 경우가 있다. 또한 신경통도 발톱에 영향을 준다.

즉, 몸의 다른 부위에 문제가 생긴 것이 발톱에 악영향을 주어 발톱을 빠지게 하는 수도 있다.

이런 경우 약국에서 처방없이 구입할 수 있는 약들도 있다.

발톱이 빠지는 것을 예방하기 위해서는,

① 발톱을 둥글게 자르지 말고 똑바로 자르자.

② 구두는 끝이 넓은 것을 사용하자.

③ 비타민 C를 충분히 섭취해 보자.

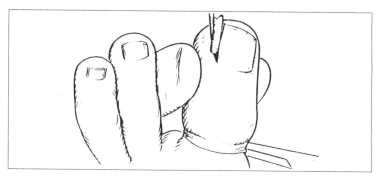

【그림 5-2-1】 상처난 발톱의 절단

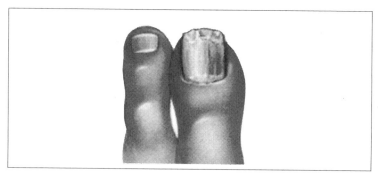

【그림 5-2-2】 두꺼운 발톱

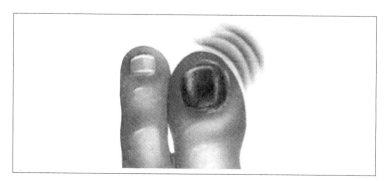

【그림 5-2-3】 검푸르게 멍든 발톱

3. 발톱 깎을 때의 주의 사항

집에서 발톱을 자를 때 발톱 밑의 살을 잘못 잘라 문제를 야기시키는 수가 있다. 살을 자르는 상처로 피를 흘리거나 붓거나 염증을 유발시키는 수가 있다.

이런 서투른 위험한 발톱깎기는 주의해야 한다. 이로 인해 발에 고통을 주는 일은 삼가해야 한다.

발 전문의는 이런 기구를 사용할 때 완전히 소독을 한 후에 쓰기 때문에 크게 문제를 야기시키지 않는다.

발 치료를 잘못하다가 사마귀를 생기게 하는 수도 있다. 즉, 이는 비타민을 감염시키는 결과를 초래시킨다.

집에서 스스로 할 수 있는 방법으로, 발톱을 자르는 데는 가위, 줄, 칼, 손톱깎기 등을 사용한다. 이 때 깨끗이 닦고 소독해서 사용함이 좋다.

손톱이나 발톱을 치장해 주는 집을 찾아 가는 것 보다는 자기 발을 스스로 관리해 보는 것도 흥미있는 일이다.

손톱, 발톱을 치장해 주고 잘라 주는 집이 많이 생기고 있다. 이것은 자기의 몸 관리를 스스로 하지 않고 다른 사람에게 의존하는 것으로 바람직스럽지 못하다.

발이나 발톱에 문제가 발생하면 전문의의 조언을 받는 것이 좋다.

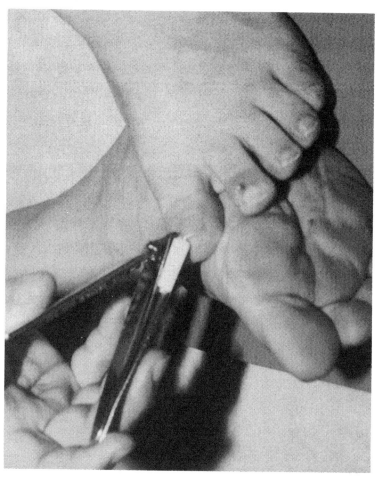

【그림 5-3-1】 발톱은 일직선으로 깎아야 하는데

제 6 장

발 뒤꿈치의 통증

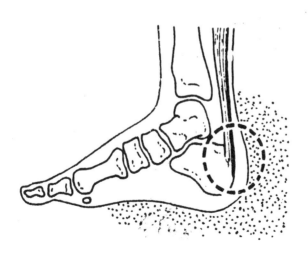

1. 족저근막염(Heel Spur Plantar fasciitis)

혼히 발이 화끈거리거나 서 있을 때 피로를 느끼는 수가 있다. 이런 때에는 장심을 지압하면 대단히 기분이 좋으며 편안해진다. 그러나 지압을 해도 효과가 없고 좀 서있는 것만으로도 아프게 하는 경우가 있다.

이 발의 화끈함과 피로는 족저근막이라는 발바닥을 세로로

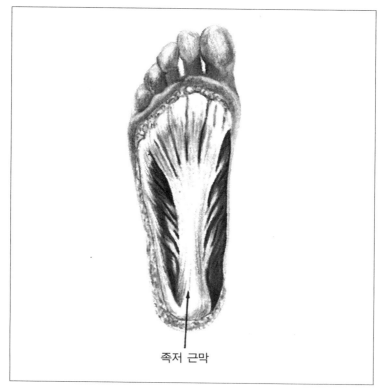

족저 근막

【그림 6-1-1】 족저근막

달리고 있는 근육이 염증을 일으킨 족저근막염이라 불리는 병
이다(그림 6-1-2).

발뒤꿈치 아래 알려진 동통과 압통은 일반적으로 X-Ray 촬
영으로 발견될 수 있는 종골거상돌기 탓이다. 이 상태가 족저
근막염이며 종골거상돌기 앞에서 일어난다.

족저근막염은 장기간 서 있거나 걷는 일을 하는 직업을 가
진 환자에게 일반적으로 많다. 환자가 이런 행동에 익숙하지
않을 경우 더욱 그렇다. 이 상태는 족궁에 압박을 주는 내전된
발을 가진 사람에게 많이 있다. 족저근막염은 심폐운동을 위해
조깅의 등장과 함께 증가하기 시작하였다. 왜냐하면 조깅하는
사람은 부드러운 신발로 딱딱한 표면 위에서 달리기를 효과적
으로 하지 못하기 때문이다.

하골막염증도 나타나는데 시간이 지나면서 그 상처는 섬유
조직에 의해 치유되고, 그리고나서 칼슘이 침전되고 결국에 거
상돌기가 형성된다(그림 6-1-2).

초기의 동통과 고통은 아마 근막, 건, 골의 연조직의 염증
탓이고 나중 단계에서는 거상돌기에 의한 동통이 된다.

발바닥을 지압하면 편안해지는 것은 이 약해진 족저근막을
마사지 해주기 때문이며 염증을 일으키기 쉬워진 상태라는 것
이다. 염증을 일으키게 되면 서 있는 것만으로도 아파진다.

이 족저근막의 통증은 종골내골액뇌염과 외상성 골막염이
일어나거나 또는 근섬유의 일부가 끊어지는 것이 원인이며 족
저근막과 종골(발 뒤꿈치뼈)이 접히는 부분(근막부착부)에서 발
생한다.

이러한 염증이 일어나는 원인은 대부분의 경우 족저근막의 부담 증가, 요컨대 평소에 발바닥에 압박과 긴장을 강하게 주기 때문이다.

체중의 증가는 이 부담을 증가시키게 된다. 하루 종일 서서 이야기하고 있으면 조금 체중이 증가해도 발에는 의외로 큰 부담이 된다.

족저근막염의 증상이 나타나게 되면 증상이 나는 전후의 체중을 비교해 본다. 만약 현저하게 체중이 증가되어 있으면 무엇보다도 우선 체중을 감량할 필요가 있다.

물론 발바닥에 압박과 긴장을 강요하는 하이힐과 꼭 끼는 구두를 신고 장시간 서서 이야기하는 것과 같은 일은 피해야 한다.

족저근막의 피로를 없애려면 먼저 언급했듯이 마사지가 효과가 있고 온내욕도 효과적이다.

우선 양동이를 2개 준비하여 한쪽에는 상수, 다른 한쪽에는 따뜻한 물을 넣는다. 상수의 온도는 15℃ 정도, 수온이 낮은 겨울에는 조금 따뜻한 물을 넣어 적당한 온도로 한다. 따뜻한 물의 온도는 40~50℃, 발을 물에 담궈 기분이 좋게 느껴질 정도의 온도로 하는 것이 요령이다.

준비가 되면 의자에 앉아 우선 처음에 약 10분 간 따뜻한 물에 양 발을 담근다. 다른 양동이의 물에 발을 옮겨 약 1분 간 담그고 있도록 한다.

이 동작을 2~3번 반복한다. 맥박이 다소 빨라지는데 이것은 혈액 순환이 잘 되고 있다는 증거이다.

따뜻한 물 속에서 발목을 돌리거나 발가락을 구부렸다 펴는 등 발을 잘 움직이면 한층 효과가 높아진다.

종료 후에는 발 끝을 높여주는 자세로 쉰다. 발을 높게 해서 쉬는 것은 발이 피로해서 부어오르거나 화끈거릴 때 가장 손쉽

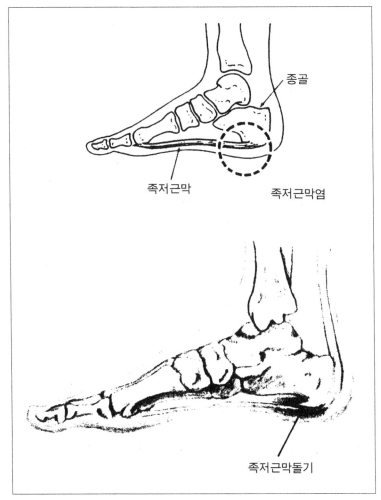

【그림 6-1-2】 족저근막염

고 효과적인 처치법이다. 양 발목 아래에 베개나, 방석을 놓고 양 하지를 높게 한다. 그리고 양 무릎을 가볍게 구부려 하지 전체의 힘을 빼고 편하게 한다. 이 경우 절대로 힘을 넣지 말고 아주 편한 자세를 유지하는 것이 중요한 포인트이다(온냉족탕법 참조).

발 뒤꿈치 염증(족저근막염)은 발 뒤꿈치의 결합 조직에 발굽같은 박차를 형성하여 통증을 유발한다. 이런 증세는 외과수술을 하면 깨끗이 정리된다.

발 뒤꿈치의 동통은 종골(Heel Bone) 뒤와 아래쪽 조직에서 일어날 수 있고 발 뒤꿈치의 뼈와 관절 안에 일어나거나 먼 장소부터 발 뒤꿈치까지 관련이 있다.

치료는 급성과 만성의 상태에 따라 다양하다. 발 뒤꿈치의

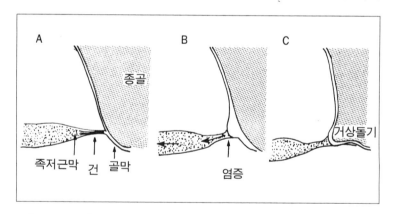

【그림 6-1-3】족저근막돌기(heel spur)의 기전 A. 종골 족저근막의 정상적인 관계와 부착지. B. 골막에서 근막 건부분의 견인은 발뒤꿈치에서 골막을 분리시킨다. 그리고 그 결과 염증이 동통의 원인이 된다. C. 감염된 조직에 의한 하골막의 침해와 결과적으로 거상돌기가 되는 석회조직. 이 돌기는 무증상적이다.

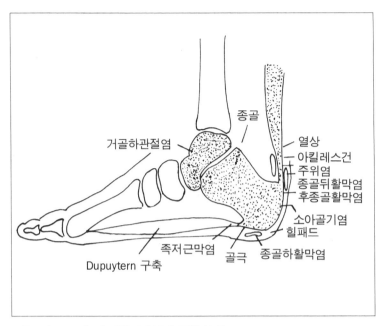

【그림 6-1-4】 발 뒤꿈치에서의 동통 부위

급성 염증에서 패드 아래에 유도적인 국부 마취제(novocaine) 투여로 증상을 제거할 수 있다. 스폰지고무 발 뒤꿈치 패드는 종골 패드 대신으로 넣을 수 있다. 신발의 발 뒤꿈치를 높이는 것은 종골(Heel Bone) 전방으로 무게를 이동하는 효과가 있다. 무게 감소와 걸음 형태 변화는 치료적 가치를 가지고 있다.

　일부 책에 Heel Spar도 족저근막염, Plantar fasciitis도 족저근막염으로 변역되어 있었기에 여기에서 정리하고자 한다.

　족저근막(Plantar fascia)은 발바닥 밑에 있는 힘줄로 발 뒤꿈치 뼈(종골)에 연결되어 있다. 발이 안정되지 못하거나 장심이 훼손되었을 때는 종골(Heel Bone)을 잡아 당겨 뒤꿈치 돌기

(Heel Spur)에 문제를 야기시키게 된다. 그로 인해 족저근막이 감염되면 즉, 족저근막염(Plantar Fasciitis) 발 뒤꿈치 돌기 (Heel Spur)의 원인이 될 수 있다.

2. 타살터널(Tarsal Tunnel)

타살터널은 발목 안쪽의 근육을 눌러 보면 굴을 만드는 부분이 있는데, 인대가 그 굴 위에 있고 그 인대 밑으로 통하는 신경계통이 있는데 이를 말한다.

발목의 타살터널 문제는 발목 고통과 같이 가끔 일어나는 현상이다. 양쪽 모두 통증을 느낄 수도 있고 한쪽만 고통을 받을 수도 있다. 다시 말하면 발 복숭아뼈 밑으로 통하는 건이 있고 그 건 밑에 신경이 통하고 있는데, 그 건이 밑에 있는 신경계를 압박하여 고통을 주는 것이다.

건이 바짝 당길 때 그 건이 신경계를 압박하여 고통을 느낀다. 가끔 평발 소유자가 이런 현상을 유발시키기도 한다. 평발은 발목 자체가 그런 위치에 있기 때문에 이런 고통을 맛볼 수 있다.

이런 현상은 하이 아취에서도 발생할 수 있다. 또한 발의 상처로 인해 고통을 받을 수 있고 발목이 부어 있을 때도 이런 현상이 나타난다. 이런 증세는 손목에서 오는 통증보다 진단하기가 어렵다.

이런 고통은 경련이 일어난 듯 또는 버닝이 일어난 듯한 느낌이 나타난다. 이런 증상은 낮 보다도 밤에 더 심하다.

팔목을 압박했을 때와 같은 고통을 느끼게 한다. 이런 경우의 진단은 쉬운 것이 아니다.

통증 부위의 고통을 줄이기 위해서는 평평한 신을 신는 것이 좋다.

아취 보호제를 사용함으로써 통증 부위에 압력을 감소시킬 수 있다. 이런 증세가 나타나면 활동을 줄이고 쉬어야 하며 냉찜질을 하고 다리를 위로 올리면 도움이 된다.

환자는 항상 아픈 부위와 통증이 번지는 부위를 잘 알아두어야 한다. 이는 의사가 차후 진찰하는데 크게 도움이 되기 때문이다.

고통을 줄이기 위해서는 발에 맞는 구두를 주문하여 신어야 한다.

하이 아취는 발에 보호 흡수제를 받쳐 신어야 한다. 계속 통증이 사라지지 않으면 의사를 방문하여 의사의 조언을 받아야 한다.

신경이나 근육 자체의 이상은 의사에 의해서 진단 치료되어야 한다. 통증이 어디에서 오는 것인지 정밀검사가 요청된다. 때로는 당뇨병이나 갑상선 기타 다른 병에 의해서 유도되기도 한다.

약물 치료로는 너스토, 태그레탈, 조르포트 등의 약이 있다.

수술 치료 방법으로는 탄탄한 즉, 굳은 조직을 연하게 해야 한다. 굳은 살 같은 것이 있다면 이것이 그 밑의 조직을 압박하여 고통을 주므로 이를 제거해야 한다.

수술 후 기대되는 결과는 캐스팅이나 부목 등을 사용하여 6

주 정도 고정해 둔다. 그후 부득이 걸어야 할 경우에는 지팡이를 이용하여 발에 압력을 가급적 줄여 주어야 한다. 그리고 발을 위로 자주 올려 놓는 것도 사후 치료에 도움이 된다.

타살 터널 문제는 허리 부분에 이상이 생겨 일어나는 경우도 있다.

진단을 정확히 못하면 수술을 해도 원인 제거를 못하여 고통을 받을 수 있다.

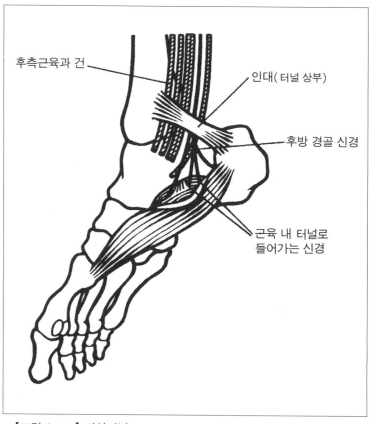

후측근육과 건

인대(터널 상부)

후방 경골 신경

근육 내 터널로 들어가는 신경

【그림 6-2-1】 타살터널

3. 통풍(Gout) 조절

통풍은 관절염의 일종으로 미국 인구 중 1백만 명 정도가 이로 인해 고통을 받고 있다.

이 통풍은 피 속에 요산이 많이 축적되어 이로 인해 몸에 이상이 생기는 것을 말한다.

이 요산은 우리 몸 안에서 대사 과정 중 나타나는 푸린(Purine)이 있는데, 이것이 다시 분활되어 요산이 되고 이 요산은 피 속에 있다가 콩팥을 통해서 오줌과 동시에 밖으로 배설된다.

그리고 콩팥(이상)이 기능을 잘 못하면 이 요산이 외부로 배설되지 못하여 피 속에 남아서 계속 축적이 되어 결국 요산이 결정체로 혈액 속에 형성하게 된다. 이 결정체는 뼈 마디마디에 모여 통풍이 되고 고통을 주게 된다.

이 고통은 인내하기 어려운 지경에까지 몰고 간다.

결정체가 관절 마디에 형성되어 고통을 주게 되므로 빨리 치료해야 한다.

이 통증은 지금까지 알려진 보고에 의하면 여러 관절 중 한쪽 무릎 또는 발목이나 발가락 마디에 많이 나타나고 있다.

이 통풍은 몸 전체에 나타나지 않고 온 몸을 이동하면서 마디를 찾아가 고통을 주게 된다.

특히 발가락 첫째 마디에서 일어나는 경우가 흔하다.

이 통증은 유전적인 요인도 있다.

소변을 잘 나오게 하는 이뇨제를 사용해도 이 요산을 방출하는데 공헌한다.

허나 통풍은 요산이 콩팥을 통해서 밖으로 배설되어야 하는데 잘 배설되지 못할 때 문제가 되고 이뇨제 사용으로도 문제가 완전히 가시지 않는데 있다.

통풍은 살이 많은 비만인, 술을 많이 마시는 사람, 요산이 많이 포함된 음식을 많이 먹는 사람에게 잘 나타난다.

요산이 많이 포함된 음식에는 뇌, 콩팥, 간, 당류와 같은 음식이 여기에 속한다. 이런 음식의 과식은 체내 요산 함량을 증진시키는데 공헌한다.

만일 여러분이 통풍으로 고생을 하게 되면 몸이 붓고 통풍 부위가 빨개지며 아프므로 의사를 찾아가 복용할 약을 처방 받아야 한다.

만일 치료를 하지 않으면 지속적인 고통으로 마디에 영원한 통증이 계속될 수도 있다. 따라서 의사를 찾아가 진찰을 받고 고통을 제거하는 약을 복용해야 한다.

통풍을 방지하기 위해서는,

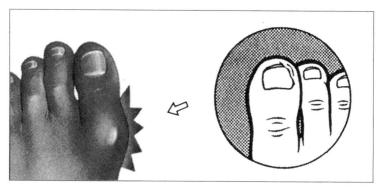

【그림 6-3-1】 통풍

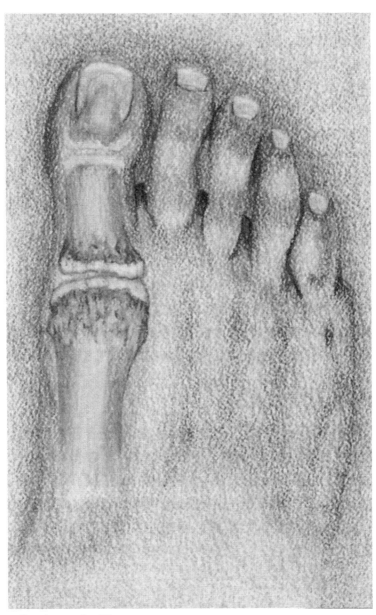

【그림 6-3-2】 관절염

① 술을 너무 많이 마시지 말 것.

② 음식을 먹는데 주의할 것. 의사의 지시에 따라 요산이 많이 포함된 음식은 삼가할 것.

③ 몸무게를 조절하여 비만에 주의할 것.

④ 알콜 성분이 없는 물을 매일 많이 마실 것. 이로 인해 체내 요산의 농도를 낮추어 주어야 한다. 물로 인해 요산 배출을 촉진시켜야 한다.

4. 발 뒤꿈치의 통증

어느 날 갑자기 다치거나 부딪친 적도 없이 발 뒤꿈치가 아프다는 사람들이 있다.

붓기도 없고 빨갛지도 않은데 아프고 발을 딛고 일어서면 통증이 심해진다.

대개 아침에 일어나서 처음 발을 땅에 디딜 때 심한 통증을 느끼며 좀 걸어 다니면 증세가 약간 완화된다. 그러나 하루 종일 서 있으면 증세가 더 악화된다.

이런 증세는 나이에 상관 없으며, 체중이 갑자기 늘었거나 운동을 시작했거나 서서 일하는 시간이 길어진 경우 나타난다. 그러나 체중이 증가된다고 모든 사람에게서 이런 증세가 나타나는 것은 아니다. 다시 말해서 발 뒤꿈치에 통증이 생기는 근본적인 이유는 발의 구조상 약함 때문이다.

발바닥을 보면 발뒤꿈치 뼈 밑에서부터 발가락까지 납작한 힘줄이 붙어 있다. 이 구조를 족저 근막이라고 하는데 발에 무

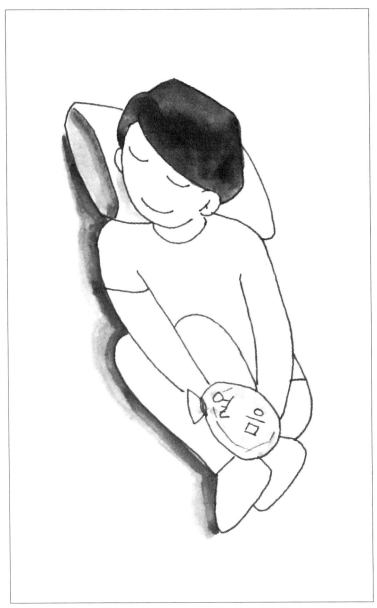

【그림 6-4-1】 발 뒤꿈치의 통증을 줄이는 얼음찜질

리가 생길 때 이것이 늘어나게 되므로 염증이 생겨 통증이 수반한다.

이런 경우에 X-Ray 촬영을 해 보면 많은 경우에 발 뒤꿈치 뼈의 밑에 Spur가 생겨난 것을 발견할 수 있다. 그러나 신경종과 같이 X-Ray로 쉽게 발견할 수 없다. 대개는 발 뒤꿈치 통증은 수술하지 않고 치료할 수 있다.

우선 집에서 자신이 할 수 있는 몇 가지는,

① 아스피린이나 애드빌 같은 약을 복용함으로 염증을 적게 하여 통증을 없앤다. 그러나 위장이 좋지 않으면 이런 약은 삼간다.

② 얼음찜질을 함으로 통증을 줄인다.

③ 운동을 하는 사람은 운동량을 줄이거나 쉰다.

④ 바닥이 푹신한 운동화를 신는다.

⑤ 종아리 근육을 늘이는 운동을 하여 족저 근막에 무리가 가는 것을 방지한다.

⑥ 몸무게가 증가되는 경우 몸무게를 줄인다.

그래도 계속 통증이 있으면 전문의의 도움이 필요하다.

대개 치료는 환자의 나이, 건강 상태, 발의 구조에 따라서 안전한 치료에서부터 수술까지가 있다. 주사도 어떤 경우에는 일시적인 치료이나 같은 장소에 이런 주사를 2~3번 이상 맞는 것은 부작용이 생길 수 있기 때문에 조심해야 한다. 발 교정판을 사용하여 발의 약한 구조를 받쳐 주고 족저 근막이 당기지 않게 함으로 통증을 없앨 수 있다. 발 교정판은 시중에서 살 수 있는 아취 보조기로부터 발에 맞게 만들어진 회복 훈련

용까지 여러 종류가 있으며 전문의가 처방한다. 물리치료로도 통증을 없앨 수 있는데 약이나 주사 또는 교정판과 병행함으로써 더 큰 효과를 얻을 수 있다. 어떤 경우는 수술만으로도 통증을 없앨 수 있다.

이런 발 뒤꿈치의 통증 외에도 다음의 이유로 통증이 올 수 있다.

① Bursitis(점액낭염) : 발 뒤꿈치 뼈 밑에 있는 지방질이 없어짐으로 몸무게가 직접 땅에 닿는 것을 방지하기 위해 Bursa(일종의 주머니)라는 쿠션이 생기는데 이것에 염증이 생길 때 통증이 온다.

② Apophysitis(융기) : 10~14세에 흔히 생기는 병으로 발

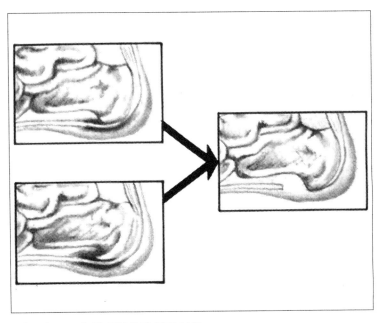

【그림 6-4-2】 발 뒤꿈치의 통증 부위

뒤꿈치 뼈가 아직 완전히 성장되지 않은 상태에서 조각뼈가 큰 뼈에 붙는 곳에 무리가 가서 발 뒤꿈치 뼈 밑에 통증이 생긴다.

③ 이외에도 통풍, 신경 상처, 관절염, 뒤꿈치뼈 종양, 교원질, 교란 등과 같은 병들도 발 뒤꿈치에 통증이 오게 한다.

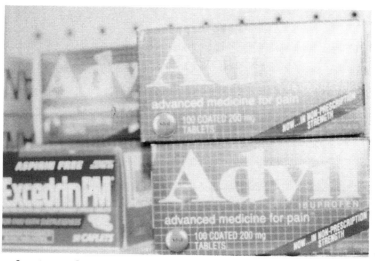

【그림 6-4-3】 통증을 가라 앉게 하는 소염제(애드빌)

제 7 장

발 피부의 이상

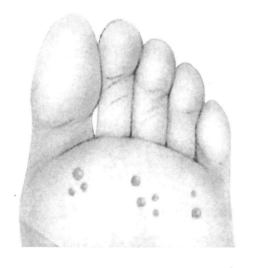

1. 무좀 예방, 증세 및 치료

무좀 감염으로 고생하는 사람이 있는가 하면 무좀에 감염되었다가 스스로 없어지기도 한다.

즉, 체질에 따라 왔다 갔다 하는 기간이 상이하다.

감염은 습한 곳, 공기 유통이 좋지 않은 곳, 땀이 많이 나는 부위 등에서 감염이 심하다.

따라서 운동으로 땀을 많이 흘린다든가 공기 유통이 불량한 신발에 의해서 또는 땀을 잘 흡수하지 못하는 나일론 양말을 신음으로써 감염되기가 쉽다.

곰팡이 종류는 피부 접촉에 의해서 감염될 수 있고 엘러지는 공기를 통해서 감염될 수 있다.

감염 여부를 알기 위해 발을 자주 관찰해야 한다.

무좀은 95%가 발가락 사이에서 나타난다. 이들 중 95%는 증상이 안나타나거나 느끼지 못하고 있다.

발이 덥고 습한 기후에서 잘 나타나고 운동 후나 공동 수영장에서 맨발로 다닐 때 감염될 수 있다. 또한 다리 상처로 인해 감염되는 경우도 있다.

감염 후 증세는 2~4주 후에 많이 나타난다.

급성적인 증세는 박테리아와 곰팡이가 같이 있을 때 더 쉽게 증세가 나타난다.

증상은 발가락 사이의 피부 상처로 나타난다. 상처에서 냄새가 나고 피부는 찢어지며 깊게 파지기도 한다. 그로 인해 통증이 나타난다. 또한 가려움이 심해진다. 경우에 따라서는 피부가 건조하고 습하고 비닐 같은 것이 생기기도 한다.

발가락, 손가락, 발톱 등에서도 증세가 나타난다.

발톱에 감염되면 치료가 더욱 어려워진다.

따라서 무좀은 예방하는 것이 최선의 대책이다.

대표적인 예방 대책을 보자.

① 샤워 후에는 발을 잘 건조시킨다.

② 양말은 나일론 보다는 땀을 잘 흡수하는 면 양말이 좋다.

③ 신발은 꽉 끼는 것보다는 여유가 있어야 하고, 샌들은 더욱 좋다.

④ 신발은 공기가 잘 통하는 것이 좋다.

⑤ 탤크(Talc ; 활석)가루 사용은 바람직스럽지 못하다.

⑥ 공중 장소에서 맨발로 다니는 것은 금물이다(수영장, 샤워장, 락커룸 등).

⑦ 발가락 사이가 가려우면 하루 두 번 이상 예방약을 사용한다. 연고를 충분히 발라 준다.

⑧ 상처가 심하면 강한 약이 요청된다.

⑨ 발톱, 발가락까지 증세가 악화되면 의사 방문이 요청된다.

⑩ 무좀 치료에 먹고 바르는 약이 있으나 심해지면 스스로 치료가 어렵다. 의사의 조언을 들어야 한다.

⑪ 당뇨병 환자는 치유가 더욱 어려우니 전문의의 지시를 받아야 한다.

⑫ 무좀이 곰팡이에 의한 것인지 박테리아에 의한 것인지 조사해야 한다. 그러나 이는 전문가도 판정하기 어렵다.

일단 무좀에 걸렸으면 발과 발가락 사이를 항상 청결하게 유지하면서 집에서 치료하든지 아니면 발 전문의를 찾아야 한다. 무좀이 심하지 않으면 집에서 치료할 수 있으며 방법은 식초와 물의 분량을 1대 5 비율로 탄 후 15분 정도 발을 매일 씻는 것이다. 의사의 처방없이 구입할 수 있는 연고들이 많으나 그 중에도 Tolnaftate, clotrimazone, ketoconazole cream이 효과가 좋은 것으로 알려졌다.

무좀은 다른 사람에게 옮겨질 수 있으므로 무좀에 걸린 사람의 양말은 크로락스를 넣어서 세탁을 해야 한다. 그렇지 않으면 가족들에게 무좀을 옮길 수도 있기 때문이다.

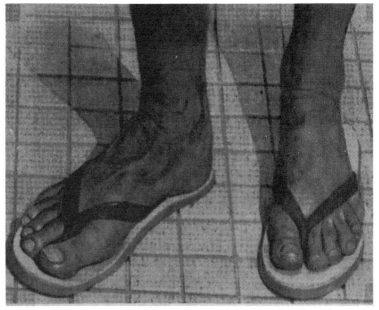

【그림 7-1-1】 무좀 예방을 위해 샤워장이나 목욕 시설에서 맨발보다는 슬리퍼나 샌들을 신어야 한다.

　여름에 여행하면서 많이 걸을 경우 운동화를 신는 것이 좋으며, 시중에서 구입할 수 있는 풋 파우더를 바르면 발의 습기 제거에 도움이 되어 무좀을 예방할 수 있다.

　당뇨병 환자는 면역 기능이 약하기 때문에 무좀이 생기면 잘 낫지 않으므로 여름철에 무좀에 각별히 주의를 해야 한다. 발 환자의 75% 이상은 여성들로 대부분의 경우 굽이 높은 구두를 신고 직장 생활을 하는 여성들이다. 이 여성들은 엄지 발가락에 문제가 생겼거나 발가락에 티눈이 생겼거나 발바닥에 굳은 살이 있거나 발 뒤꿈치가 아플 때 의사를 찾고 있다.

　전문의는 여성 구두의 굽은 1인치 미만이 좋으며 그 이상은 나쁘다며 굽이 높은 구두를 할 수 없이 신어야 하는 여성들은 퇴근 후 운동화와 같은 편한 신발로 갈아 신는 것이 좋다고 조언한다.

　이 외에 발톱에 곰팡이가 번식해 색깔이 노랗게 되고 두꺼

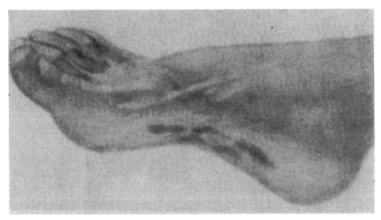

【그림 7-1-2】 무좀은 발바닥의 아취 부위나 발가락 사이에서 대개 발생한다.

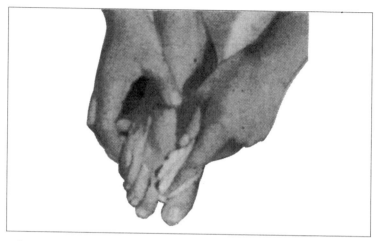

【그림 7-1-3】 목욕 후 발가락 사이의 물을 잘 제거해야 한다.

워지는 발톱 무좀이 있는데 통증보다는 미관상의 이유로 치료를 받게 된다. 최근에 치료 효과가 좋은 바르는 약들이 많이 나오고 있다.

2. 건성형과 습성형 무좀

발바닥과 가장자리 발가락 사이 등에 가려운 작은 수포가 생기고 빨개져 껍질이 벗겨지는 피부병은 속칭 무좀(족백선)이라 부르며 발의 트러블 중 많은 것 중의 하나이다.

특히 통근 생활을 하는 비즈니스맨이나 여사무원은 하루 종일 구두를 신고 있기 때문에 무좀에 걸리기 쉽다. 구두 속은 무좀에 있어서는 좋은 온상이다. 어느 날 갑자기 발가락 사이가 가려워져서 무의식 중에 긁으면 빨개져 껍질이 벗겨진다. 물론 심해지면 여러가지로 손을 써도 치료하기 어려운 것이 특징이다.

무좀은 일반적으로 선균이라 불리는 피부계상균이라는 진균의 일종이 발에 감염되어 일어난다. 백선균이 원인인 무좀은 오로지 발에만 생기며 손 등에 생기는 일은 없다.

무좀에는 건성형과 습성형이 있으며 병의 형태는 다음의 3가지로 나눌 수 있다.

① 지간형 무좀

발의 제2 · 제4 발가락 사이에 특히 생기기 쉬우며 빨개져 껍질이 벗겨지고 점점 부어서 퉁퉁해진다. 습성형이다.

② 작은 수포형 무좀

발바닥과 가장자리에 작은 수포가 드문드문 생기거나 다발로 발생해 점차로 빨개져 껍질이 벗겨진다. 무좀 중에서는 가장 가려움이 심한 것이다.

③ 각화형 무좀

발바닥 전체에서 가장자리에 걸쳐 각질 증상을 일으켜 피부가 벗겨지고, 갈라짐을 일으킨다. 가려움이 있는 경우와 없는 경우가 있다. 건성형이다.

무좀이 심해지면 발톱까지 너덜너덜해지는 수가 있는데 이것을 조갑백선이라고 한다.

겨울철에는 경쾌한 것이 이 병의 특징인데 온방의 보급 등으로 겨울철에도 발병하거나 심해지는 수가 있다. 10세 이하의 아이들 발 중에도 드물지 않으며, 발 닦는 매트나 슬리퍼, 양말, 마루 등을 매개로 가정 내 감염을 볼 수 있다.

평소 발을 청결히 유지하는 것이 중요하다. 특히 스포츠나

고열인 환경 아래에서 작업하는 사람 등 발한이 현저하며, 빨리 불결하기 쉬운 사람, 팔과 다리가 다한증인 사람은 타인에게 감염되기 쉬우므로 항상 발을 청결히 하고 발이 닿지 않도록 신경쓴다.

지간형과 작은 수포형 치료에는 항백선제 연고를 하루에 2~3번, 1~2개월간 매일 계속해서 도포한다. 도포는 환부를 잘 씻고 나서 한다. 입욕 후의 도포는 외용제가 각질층 심부로 침투하기 때문에 효과적이다.

치료하기 어려우며 발톱까지 침범된 각화형인 경우는 내복약도 병용하게 되므로 의사의 지시에 따른다.

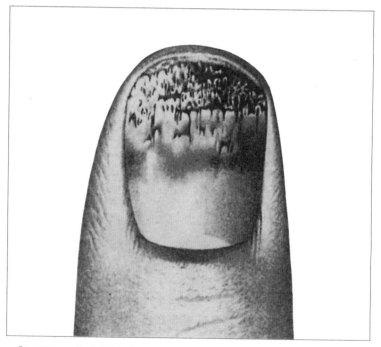

【그림 7-2-1】손톱에 감염된 무좀

3. 건조한 피부

어떤 사람은 피부가 건조하여 한평생 고생하는 사람이 있다.

건조한 피부가 어린 시절과 청소년 시절에는 나타나지 않다가 늙어 가면서 발의 피부에 부드럼이 상실되고 습기를 잃는 경우가 나타난다. 이런 현상은 발 뿐만 아니라 신체 전 부분에 나타나는 경우도 있다. 물론 신체 여러 부위 중 건조 피부 현상은 발에 제일 잘 나타난다.

건조한 발을 치료하지 않으면 건조한 피부가 갈라져 고통을 받게 된다. 이런 현상은 발 뒤꿈치에서 제일 흔하게 나타난다. 발 뒤꿈치에서 갈라지는 현상이 잘 나타나는 것은 발 뒤꿈치와 구두의 마찰에서 잘 일어나는 모습이다.

또한 건조한 피부에 의한 갈라지는 모습은 발가락 밑에서도 나타나기도 한다.

세로더마(Xeroderma ; 피부건조증)는 계절적인 습기 감소로 피부가 건조해지는 병이다.

나이가 들면 건조 피부가 잘 나타난다. 나이 든 사람은 젊은 사람들보다 피부가 건조하다.

건조 피부 현상은 겨울에 더욱 심하다. 심한 건조증은 습진(Eczema)과 건선(Psoriasis, 마른 버짐)이 포함되며 이 두 가지 모두 발의 피부를 거칠고 고기 비늘 같이 만들고 가렵게 만든다. 이런 증세가 몸 전체에 나타나는 수도 있고 발에만 나타나는 경우도 있다.

만일 발가락 사이에서 피부가 건조하여 갈라지면 걷는데 많은 고통을 받는다.

또한 발 뒤꿈치에서 만성적으로 피부 건조로 갈라지는 현상이 나타나는 것은 갑상선이나 당뇨병이 나타날 수 있는 신호일 수도 있다.

피부가 건조해지는 것은 나이가 들면 자연적으로 일어날 수 있는 현상이다. 즉, 몸에서 습기가 조금씩 조금씩 상실되어 간다.

발의 건조 피부 방지를 위해 양말을 벗고 다니는 일을 피하고 뒤에 구멍이 뚫린 신발을 신지 말아야 한다. 이로 인해 발이 더욱 건조해질 수 있기 때문이다.

집을 너무 건조하게 하지 말고 습하게 함이 좋다.

샤워는 너무 뜨거운 물을 피하고 미지근하고 시원한 물을 사용함이 좋다.

욕탕에 들어가서 목욕을 할 때는 오일을 사용하는 것도 좋은 방법이다.

목욕은 하루 한 번 정도면 좋다. 너무 자주 할 필요는 없다.

강한 냄새를 제거하는 비누 사용은 바람직스럽지 못하다.

발을 20분 정도 물에 담근 후 물기를 없애고 습한 크림이나 로션을 바르는 것도 좋은 방법이다.

만일 습진이나 건선 또는 다른 심한 피부병으로 고생을 하는 사람은 의사와 상의함이 좋다.

특별한 크림이나 오인트먼트를 추천해 줄 것이다. 주기적으로 발의 보습제를 바르는 것도 좋다.

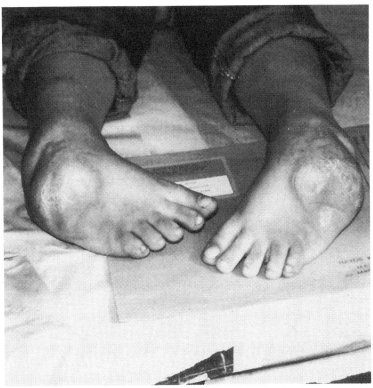

【그림 7-3-1】 발 뒤꿈치가 터져 있다.

4. 엘러지(Allergy)나 발진(Rash) 근원

가끔 사람들의 발 중에는 어떤 사물에 대해 반응이 나쁘게 나타나는 사람이 있는가 하면 전혀 그렇지 않는 사람도 있다. 이런 반응 자체를 접촉피부염(Contact Dermatitis)이라 한다.

이런 병을 일으키는 요인이나 인자는 다음과 같은 경우를 생각할 수 있다.

① 맨발로 걸어다닐 때 사고로 상처를 받을 경우.

② 새로운 신발에 있는 가죽, 천, 고무 같은 것이 원인이 될 수도 있고 새로 사용한 신발에서 나오는 가루가 원인이 될 수도 있다.

엘러지 인자는 우리가 알지 못하는 엉뚱한 곳에서 나타날 수도 있다.

엘러지나 발진이 점점 악화되고 치료가 난감한 경우가 있는데 그 엘러지나 발진의 원인을 정확히 찾지 못하는 데서 오는 경우가 많다.

원인을 찾아서 치료해야 효과가 나타난다.

물론 어떤 경우에는 약국에서 무좀약 같은 종류를 사서 사용함으로 효과가 나타나는 경우도 있다. 약국에서 약을 자기 스스로 구입하여 사용하고자 할 때는 그 약의 사용법을 잘 읽고 그 지시에 따라야 한다. 혹은 약사에게 물어 사용한다.

그래도 치유되지 않으면 전문의를 찾아보는 것이 좋다.

한번 엘러지에 감염되거나 발진이 생기면 발진이 곪지는 않더라도 발열이 나고 아프며 붓고 붉은색을 나타내면서 결국 염증을 일으킨다.

이런 염증을 없애기 위해서는 집에서 따뜻한 물에 발을 담그고 있게 되면 이런 염증이 가실 수 있다.

붉은 반점이 생기는 또 하나의 이유는 발 병이 곰팡이에 의해서 생길 수도 있다. 이런 곰팡이에 감염되면 발가락과 발가락 사이에서 일어날 수도 있고 발가락 위나 밖에서도 일어날 수 있다.

대부분 이런 증상은 발 주위에 습도가 높아서 일어나는 병
들이다.

무좀은 가끔 맨발로 습한 곳을 다닐 때 감염될 수 있다. 예
를 들면 수영장이나 헬스 클럽, 샤워장에서 맨발로 다닐 때 감
염되기 쉽다.

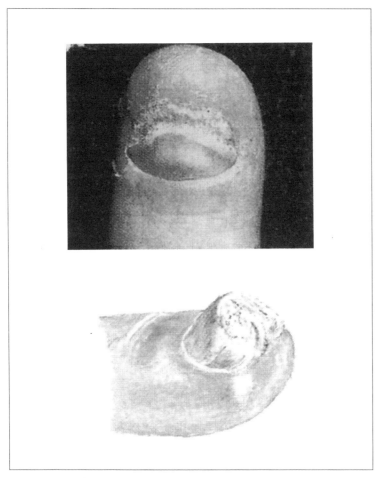

【그림 7-4-1】발톱 및 손톱에 나타난 곰팡이 감염

이런 병은 처방 없이 약국에서 약을 구입할 수 있는 것이 많다. 어떤 약은 효과가 있으나 같은 약이라도 사람에 따라 약효가 나타나지 않는 경우도 있다.

심할 경우에는 의사의 처방약이 요청된다. 특별한 경우에는 곰팡이 종류를 찾아서 그에 알맞는 약을 사용해야 한다.

무좀을 막기 위해서는 발을 잘 씻은 후 발가락이나 발을 잘 건조시키고 방습제를 바르거나 사용한다.

신발은 매일 같은 것을 신는 것보다는 건조시킨 후 신기 위해 다른 신을 신는 것이 좋다. 즉, 발병 예방을 위해서는 신발이 몇 개 있는 것이 바람직하다.

5. 물집(Blister)과 붉은 반점 제거

새로운 구두나 잘 맞지 않는 구두는 발에 물집이 생기게 하는 주범이다. 이 물집은 처음 붉은색을 나타내고 열이 있으며, 상처 부위가 쓰라리기도 한다.

물 주머니 속에는 물집이 생겨 물이 가득 들어있다.

이런 원인은 구두의 단단한 부분이 연한 피부를 지속적으로 마찰하기 때문에 일어나는 현상이다.

물집은 다른 문제를 야기시킬 수 있다. 즉, 부작용이 일어날 수 있다. 가렵게 되고 그로 인해 긁어대면 문제가 더 커진다. 대부분의 물집은 부적당한 구두에서 온다.

물집은 예방할 수 있다. 구두를 선택할 때 잘 맞는 것을 고르고 쿠션이 좋은 양말 선택에도 신경을 써야 한다.

만일 새 구두를 신을 때나 양말로 인해 물집이 생길 염려가 있으면 구두든지 양말을 한 사이즈 큰 것으로 선택하는 것도 좋은 방법이다.

발의 마찰을 작게 하기 위해서는 페트로리움 젤리(와세린)를 사용하는 것도 좋다. 그리고 예민한 부분에는 파우더(foot powder)를 사용한다. 복숭아 뼈나 발가락 옆이나 위에 패드를 대면 좋다. 구두에도 패드를 사용해서 부드럽게 할 수 있다.

모든 발은 구조상 똑같지 않다. 따라서 어떤 사람의 발은 체중의 압력을 받아서 그 압력 자체가 발에 물집을 만들기도 한다. 장거리 걷기나 달리기를 할 때 발에 물집이 생기는 경우도 있다.

어떤 물집은 특별한 활동을 할 때 특별한 부위에 생길 수도 있다. 만일 특별 활동 때 특별 부위에 물집이 생기는 것을 예방하려면 재발 방지를 위해 발 전문의에 의해 만든 것을 사용함이 좋다.

마찰에 의해 발에 물집이 생기고 주위가 붉어져서 통증이 생기면 그곳에 밴데이지를 덮어서 여러날 동안 마찰을 피하는 것이 좋다.

만일 물집이 생긴다면 다음과 같이 할 수 있다. 단, 당뇨병이나 혈액 순환에 이상이 있을 시에는 별항을 참조하기 바란다.

① 손을 철저히 잘 씻는다.

② 물집 부위를 알콜이나 요드(Iodine) 액으로 소독한다.

③ 알콜로 소독된 바늘로 물집을 찔러 물을 빼낸다. 소독된 바늘이 없으면 그대로 둔다.

④ 물집의 상부를 남긴다. 물집의 상부를 잡아 당기지 말아야 한다. 이로 인해 물집이 더 악화되고 주변이 감염되기 쉽기 때문이다.

⑤ 소독제로 물집 주변을 잘 소독한다.

⑥ 물질 주변을 밴데이지를 묻혀 며칠간 지낸다.

물론 물집이 치료되지 않고 통증이 심하면 의사를 방문해야 한다.

물집을 예방하기 위해서는 구두에 원인이 있을 때는 구두에 패드를 깔거나 발을 건조시키고 주위에 파우더를 바른다.

발이 지나치게 습하면 마찰로 박테리아의 침범이 생기고 번식하기 좋은 조건이 된다. 특히 여름철에는 이런 면에 주의가 요망된다. 땀이 많을 경우 이런 습기 때문에 발에 세균의 침입이 쉽게 된다.

헬스 클럽이 우리 주변에 많은데 이런 곳을 맨발로 다닐 때 세균의 감염이 쉽게 될 수도 있다.

신발은 매일 같은 것을 신는 것보다는 매일 바꾸어 신는 것이 좋다. 신발을 건조시키고 발을 습한 곳에서 피하는데 도움이 되기 때문이다.

신발이 발에 맞지 않으면 발병이 일어날 확률이 높다. 따라서 신발은 맞는 것을 선택해야 한다.

장거리 여행을 갈 때는 발에 문제가 생기기 쉽다. 특히 발에 물집과 못같은 것이 생길 수 있다. 이런 경우일수록 신발 선택에 유의해야 한다. 즉, 맞는 것을 선택해야 한다.

가끔 발이 너무 화끈화끈하여 발병을 유발시키는 경우가 있

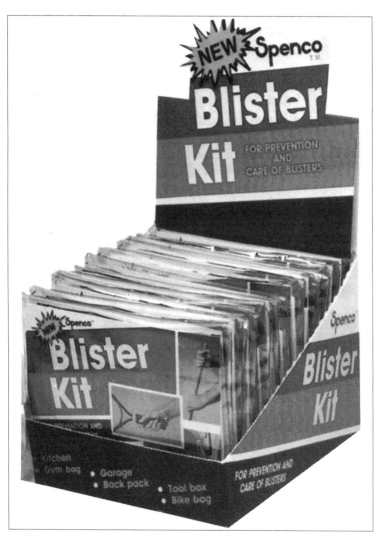

【그림 7-5-1】 물집을 보호하기 위한 신상품

다. 이런 원인은 신발에서 공기가 밖으로 나올 수 없는 밀폐된 환경을 보유하기 때문일 수 있다.

이런 경우 구두 속에서 뜨거운 공기가 밖으로 나갈 수 있도록 해주고 습기도 외부로 빠져 나갈 수 있는 조건을 구비해 주어야 한다.

만일 발이 오븐 속에 있듯이 화끈거리면 신발 속에 열과 습기를 흡수할 수 있는 조건을 갖추어 주어야 한다.

습기나 냄새를 제거하는 파우더나 흡습제를 뿌리거나 부착시켜 둔다.

6. 점액낭염(Bursitis) 치유

점액낭염은 뼈의 주위를 싸고 있는 물주머니에 문제가 생겨 물이 차는 것을 점액낭염이라고 한다.

발에 생기는 점액낭염은 부적당한 신을 신음으로 발생하는 티눈 건막류, 뒤꿈치 이상에 의해서 유도되는 경우가 있다.

점액낭염의 치유를 위해,

① 발을 따뜻한 물에 황산마그네슘염을 혼합시켜 하루 한 번 20분 정도 담근다.

② 부기를 가라 앉히기 위해 얼음 백을 주변에 대준다.

③ 주변에 패드를 대준다.

④ 쿠션이 잘되어 있고 발에 잘 맞는 신발을 착용한다.

그렇지만 고통이 심하면 의사의 진찰이 요망된다.

계속적인 고통이 발생하면 원인을 찾기 위해 X-ray 촬영이 요청된다.

7. 볕에 탄 발

볕에 탐(sunburn)의 반응은 발등이나 발톱 위에 민감한 반응을 나타낸다.

볕에 탄 발은 붓고 고통을 주며 붉고 결국 그 부위의 껍질이 벗겨지고 물집이 새겨 통증이 나타난다.

볕에 탄 발을 치유하기 위해서는 발을 찬물에 담근다든가 알로에가 포함된 로션이나 크림을 상처 부위에 바른다.

발이 볕에 타는 것을 예방하기 위해서는 햇빛 방어 요인 SPF 15 또는 그 이상으로 된 선 크림을 사용한다.

외과 수술을 받은 흔적이 있는 곳은 강한 햇빛을 피해야 한다. 이런 흔적 부분은 햇빛을 받으므로 해서 피부 속에 있는 멜라닌(Melanin) 색소를 증가시켜 짙은 검은 색상으로 변색된다. 즉, 다른 부분은 옅은데 이 부분만 짙은 색이 되어 보기 흉하다.

이런 현상이 일어나면 hydroquinone이 포함된 탈색 크림을 사용해 보자.

심한 변색 현상으로 회복이 안 되면 의사를 찾아가야 한다.

8. 동상에 걸린 발과 발톱

손발이 영하 이하에 장시간 노출되었을 때 조직이나 피부 밑에 얼음의 결정체가 형성된다. 이것이 동상이다.

동상에 걸리면 그 부위는 신경이 마비된 상태가 되고 지릿지릿한 느낌과 가려움증이 나타나며 통증을 맛본다.

그 부위의 피부는 빨개졌다가 나중에 흰색으로 변한다. 그런 후 그 흰 부분이 굳어진다.

동상의 증상이 나타나면 빨리 실내로 들어가서 신발과 양말을 벗고 미지근한 물에 발을 담근다.

만일 미지근한 물을 구하지 못하면 동상 부위를 수건이나 담요 같은 것으로 잘 감싸서 보온에 신경을 써 주어야 한다.

이때 절대로 주의해야 할 것은 동상 부위를 따뜻한 난로 같은 곳에 올려 놓아서는 안 된다는 점이다. 그 이유는 발 자체의 신경이 마비되었기 때문에 발을 뜨거운 곳에 두어도 감각이 없어 화상을 입을 확률이 높기 때문이다.

또한 동상 걸린 발을 지나치게 마찰시키지 말고 천천히 동상 부위를 움직여 보는 것이 좋다.

고통이 심하면 의사의 지시를 받아야 한다.

제 8 장

아킬레스건의 파열

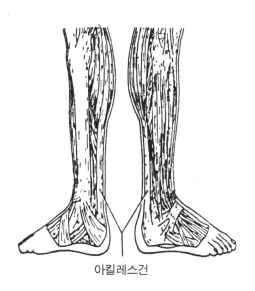

아킬레스건

1. 아킬레스건의 파열(rupture of the Achilles tendon)

아킬레스건의 파열은 압박이나 손상에 의해 발생한다. 이것은 (1) 격한 운동을 하는 동안 발차기로 직접 상처를 받는 것과 같은 건의 직접적인 외상, (2) 이미 완전히 신장된 아킬레스건의 갑작스런 신장, (3) 또는 발목이 이완되고 환자가 스트레스에 대한 준비가 없을 때 강제적인 발목의 배굴에 의해 발생한다.

아킬레스건의 파열은 거의 40~50대 사이에서 자주 일어나고 특히 늘 앉아있는 생활을 하는 사람이 갑자기 격렬한 운동을 할 때 생긴다.

파열은 보통 건의 가장 가는 부분에서 일어난다. 즉, 건의 착지점 위 2인치 부분에서 잘 일어난다(그림 8-1-1).

파열은 부분적이거나 완전히 일어날 수도 있다. 부분적 파열이 결국 완전하게 파열된다.

아킬레스건이 파열된 사람은 장딴지 아래 부분에 걸을 수 없을 정도의 갑작스런 고통을 경험한다.

완전히 파열되면 환자는 발가락으로 설 수가 없다.

검사는 환자에게 탁자의 모서리에 걸터 앉아 무릎을 굽히게 하는 것이 가장 좋다.

건에서의 협곡은 종종 촉지할 수 있고 비복근과 가자미근은 움츠러든다.

반상출혈이 발 뒤꿈치 주위에서 발견될 수 있다.

완전히 파열되면 손상된 발목은 정상의 발목보다 훨씬 더 높이까지 배굴 될 수 있다.

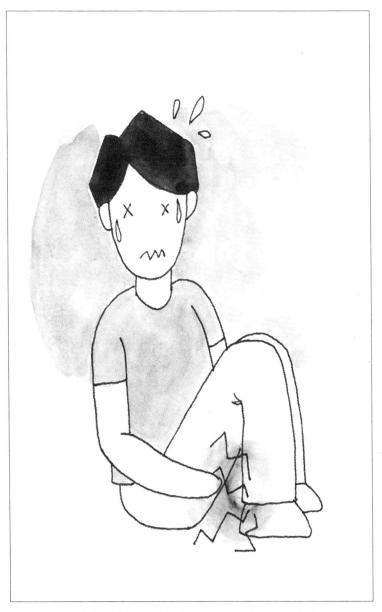

【그림 8-1-1】 격한 운동에 의해 아킬레스건이 상처받기 쉽다.

압착되는 정상적인 아킬레스건은 발목의 저측 굴곡 반사를 일으킨다. 그러나 완전히 파열되면 이 반사 운동은 일어나지 않는다.

이 반응 검사를 Simmond 검사라고 한다.

Thompson 검사도 비슷하다. 환자를 엎드리게 하고 엉덩이와 무릎을 신전시키고, 발을 실험 탁자 위에 자연스럽게 걸고 내, 외측 압박을 비복근의 팽대부에 가한다.

정상적인 족저 굴곡에 비해 감소된 족저 굴곡은 아킬레스건이나 비복근과 가자미근의 파열 가능성을 암시한다.

동통이 있는 초기의 부분 파열은 완전히 파열되면 동통이 멈춘다.

걷는 것이나 발가락으로 서는 것이 불가능한 것은 단지 잔류 효과일 수 있다.

즉각적인 완전 파열에서 동통은 순간적이고 환자는 단지 장딴지 근육이 잘못된 것처럼 넘어지는 경험을 한다.

• **치료** : 파열된 아킬레스건의 치료는 최근에 다양해졌다. 석고 붕대에 의한 외과적 치료는 성공적이다. 그리고 많은 정형외과 의사에 의해 운동을 계속하려는 젊은이에게 적당한 접근이 아직 고려되고 있다.

저측 굴곡된 상태로 8주간 발목을 석고 붕대하는 비외과적 접근은 좋은 기능적 결과로 아킬레스건 치료에 이용된다.

강제적 첨족위는 피해야 하고 적어도 8주 이상 석고 붕대가 치료를 위해 필요하다.

뒤꿈치 들기가 2.5cm 정도 손상되면 석고 붕대를 제거한 후

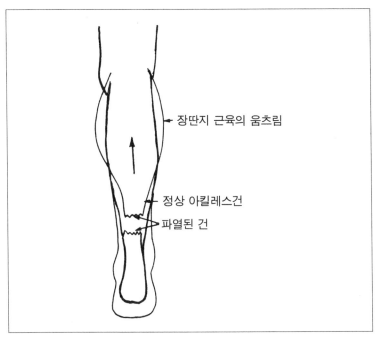

장딴지 근육의 움츠림

정상 아킬레스건

파열된 건

【그림 8-1-2】 파열된 아킬레스건   대부분 아킬레스건 파열은 완전하게 일어나고 종골 위 대략 2인치 지점에서 일어난다. 장딴지 근육은 오금 쪽으로 움츠린다. 협곡이 파열된 곳에서 느껴진다. 환자는 발가락으로 일어설 수 없다.

에 환자는 넘어질 가능성에 대해 경계해야 한다.

며칠 간 목발 사용이 효과적이다.

능동적 비복근 강화 운동을 한다. 발 뒤꿈치 건은 더 두껍게 남아있고 환자는 정상일 때의 높이 만큼 발가락으로 설 수가 없다. 그러나 규칙적 운동으로 회복될 수 있다.

이 치료 형태는 아킬레스건이 스스로 재생과 재결합하는 능력에 근거한다.

2. 아킬레스 건염

아킬레스건은 약해질 수 있다. 아킬레스건은 활액낭초가 없기 때문에 이 상태는 건초염이라고 볼 수는 없다.

보통 외상이나 스트레스에 의한 염증은 건방으로 알고 있는 건의 느슨한 결합 조직에서 일어난다.

이 건은 검사자에 의해 압착될 때 약해지며 두꺼워지거나 부을 수도 있다.

동통은 발목의 강한 배굴로부터 갑작스런 신장으로 악화된다. 달리기, 뛰기, 춤추기는 증상을 악화시킨다.

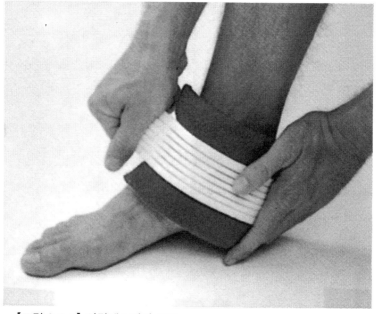

【그림 8-2-1】 아킬레스건의 보호

종골 후 점액낭염이 나타날 수도 있고 비슷한 증상을 일으킬 수 있다.

아킬레스건과 피부 사이에 있는 활액낭염은 압박과 염증에 의한 잘 맞지 않는 신발 때문에 발생한다.

아킬레스 건염의 치료는 보행용 석고 붕대를 이용하여 발과 발목을 4주간 고정시킨다.

점액낭이 팽창하고 액체가 나타날 때, 스테로이드 주사는 효과적이다. 신발의 교정도 필요하다.

이런 교정은 신발의 압박 부분을 잘라내는 것이 필요하다. Moleskin tape는 더 이상의 염증을 막기 위해 만성적 염증 장소인 아킬레스건 위에 부착한다.

3. 아킬레스건 주위염

맞지 않는 구두를 신어서 구두와 발이 마찰되며 껍질이 벗겨지고 아프다는 것은 자주 있는 일이다.

그러나 이런 표피염증에 머물지 않고 걸으면 아킬레스건과 발 뒤꿈치가 닿는 부위가 심하게 아프며 달릴 수도 없게 되는 경우가 있다.

이것은 염증이 내부에 일어나기 때문이며 아킬레스건 주위염(아킬레스건 골액포염)이라 불리는 병이다.

이 병의 가장 큰 원인은 발에 맞지 않는 구두를 신는 것이다. 구미에서는 두꺼운 장화를 신는 겨울에 이 병이 많이 발생하기 때문에 '윈터 힐'이라고 부르고 있다.

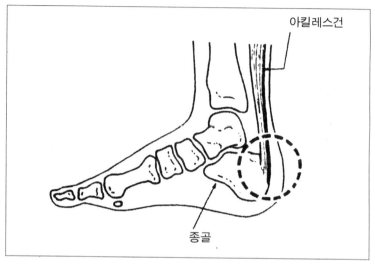

【그림 8-3-1】 아킬레스건 주위염

아킬레스건 주위염은 주로 아킬레스건과 발 뒤꿈치의 돌기 부분 사이에 쿠션 역할을 하고 있는 골액포라는 주머니가 대부분의 경우 전방에서는 발 뒤꿈치 뼈의 돌기에 의해, 또 후방에서는 아킬레스건에 의해 압박·마찰되어 염증을 일으키는 것이다.

요컨대 맞지 않는 구두를 신는 것이 원인이 되는데 때론 감기나 편도선염 등에 걸렸을 때에도 일어나는 경우가 있다.

만약 보행이 곤란할 정도로 발 뒤꿈치가 아플 때에는 발 전문의의 진찰을 받으면 좋다.

치료는 그다지 어렵지 않고 치료되는 것도 비교적 빠르다. 그러나 만성 염증은 재발하기 쉬우므로 주의가 필요하다.

발목 뒤에 굵은 근육이 만져지는데 이것이 아킬레스건이다.

4. 건(Tendons;힘줄)의 상처

힘줄은 근육과 근육을 연결시켜 주는 것으로 본항에서는 다리에 있는 건을 중심으로 다루고자 한다.

건의 부상은 힘줄이 찢어졌거나 확장 또는 부은 상태를 말한다.

우리 주변에 건의 이상으로 고통을 받는 경우가 있다. 이런 고통이 발바닥 아취에서 흔히 주로 일어난다.

힘줄 중 아킬레스건에서 사고가 잘 일어난다. 이로 인해 아킬레스건에 고통을 받는 사람이 많다.

아킬레스는 발 뒤꿈치 힘줄로 발 뒤꿈치 힘줄이 약한 희랍의 영웅 아킬레스라는 이름에서 나왔다고 한다. 이는 이 영웅의 힘줄 중 이 부분이 특히 약한 데서 나왔다는 것이다.

아킬레스건의 문제는 춤을 많이 추는 사람이나 마라톤을 하는 운동 선수, 기타 심한 운동으로 또는 하이힐 착용으로 일어날 수 있다. 여자들은 이 신발로 인해 아킬레스건에 이상을 일으키는 경우가 많다.

여자들이 하이힐을 신다가 갑자기 낮은 신을 신음으로 일어나는 수도 있다. 즉, 확장된 아킬레스건이 낮은 구두를 신음으로 해서 건이 수축되고 그로 인해 붓고 해서 통증을 주는 경우가 있다. 따라서 신발의 착용을 갑자기 바꾸기 전에 준비 운동이 필요하다. 만일 건이 너무 확장되었다면 하루 이틀 쉬었다가 신발을 신을 필요가 있다.

건의 확장으로 통증을 느낀다면 발목을 삐었을 때와 같은 치유법을 실시하면 된다. 즉, 건에 이상이 생기면 아이스팩과 히트팩을 번갈아 사용하면서 통증 부위에 부착해 주면 염증을 가라앉힐 수 있다. 또한 아픈 부위에 솜같은 것을 넣어 쿠션을 만들어 부드럽게 한 후 신발을 신는 것이 좋다.

신발은 통증을 주지 않도록 높은 구두를 신지 말고 중 정도 높이의 신을 신는다.

이런 통증이 있을 때 복용하는 약으로 아스피린이나 기타 진통제가 추천되고 있다. 약국에 가면 약사들이 처방이 없어도 추천해 주는 약들을 소개한다.

심한 파열상을 입었을 때는 의사를 방문해야 하고 때로는

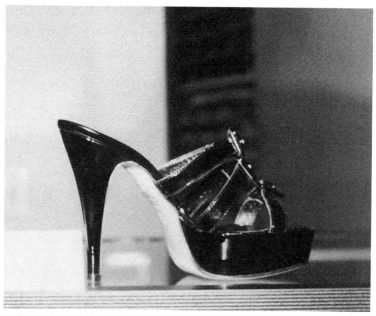

【그림 8-4-1】건 상처의 주범 하이힐

수술을 요하는 경우도 나타난다. 수술을 하게 되면 보통 3~6개월의 치료 기간이 요청된다.

가장 좋은 방법은 사전에 예방하는 일이다. 즉, 운동 전에 예비운동이 꼭 필요하다. 특히 건의 운동이 요청된다.

춤을 자주 추는 사람이나 마라톤 선수들은 사전에 준비 운동을 꼭 해야 한다. 운동 선수의 신은 뒤꿈치가 약간 높고 부드러우며 아취를 도울 수 있는 신이어야 좋다.

건에 약간의 경증이 나타나는 경우는 너무 평평한 신을 신음으로 일어나는 경우가 있다.

운동 전후 건의 운동을 위해 펴고 수축하는 예비운동은 꼭 필요하다. 발, 다리 근육의 운동을 위한 자세한 내용은 별항에서 다루기로 한다.

5. 아킬레스 건(腱)의 신축법(伸縮法)

아킬레스건(腱) 강화법(強化法)은 발 근육의 강화에 도움이 될 뿐만 아니라 전신의 강화와 뚜렷한 관계를 지니고 있다.

아킬레스건이 강하다는 것은 아킬레스건에 신축성과 탄력성, 강인성(強靭性)이 있음을 뜻하며 또한 발목의 유연성(柔軟性)이 늘고 운동 능력이 향상되고 전신의 유연성에까지 영향을 주게 되는 것이다. 따라서 아킬레스건의 신축법은 발의 건강법으로서 뿐만 아니라, 아름다운 하반신을 만드는 미용법으로서도 권장할 수 있는 것이다.

아킬레스건의 신축운동에서 건을 펼 때에는 하지(下肢)의 장딴지 근육과 넓적다리 뒤쪽의 근육이 강하게 죄어진다.

이들의 굴근(屈筋 : 4지를 굽힐 때 작용하는 근육)에 가는 자극과 강한 조임이 몸의 말단에 정체되기 쉬운 정맥혈(靜脈血)을 심장쪽으로 환류시키는 작용을 하며, 또 자율신경에 작용하여 내장 각 기관에 양호한 영향을 주게 된다.

현대인의 생활은 가죽 구두나 하이힐 등을 신는 경우가 많으며, 게다가 운동 부족에 빠지게 되어 있으므로 아무리 하여도 발목과 무릎 뒤쪽의 근육이 수축하기 쉽다.

아킬레스건의 수축과 경직(硬直), 무릎 뒤쪽의 햄스트링스라는 근육군의 수축이 사실 우리 몸에 막심한 악영향을 끼치고 있는 것이다. 인체의 균형 잡힌 자세의 주축이 되는 골반과 척추를 변형시킬 뿐 아니라 신경계에도 악영향을 주어 노화현상을 재촉하기도 한다.

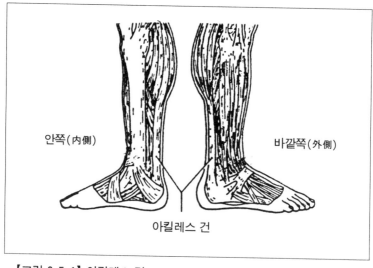

【그림 8-5-1】 아킬레스 건

제 9 장

맨발에 주의

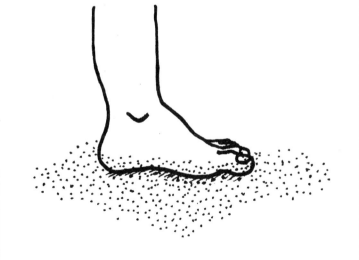

1. 맨발에 주의

현대인들은 발을 추위나 질병으로부터 보호하고 그리고 상처를 받지 않도록 하기 위해 신발을 반드시 신어야 하는 것으로 여기고 있다. 허나 신을 신으므로 인해 많은 문제점이 야기되고 있다.

문명의 혜택을 받기 이전의 사람들은 맨발로 다닐지라도 문명의 혜택을 받아 신발을 신고 다니는 사람들 보다 발에 대한 이상 현상이 적었다.

그러나 여기에서 맨발을 예찬하는 것은 아니다. 신발 선정에 신경을 써야 할 것 같다는 것을 강조하는 것이다.

신을 신고 다닐 때보다 신을 신지 않고 다닐 때 문제가 더 야기될 수 있다. 여기서 신발을 신고 다니지 않을 때 야기되는 문제점부터 살펴 보자.

즉, 맨발의 주의 사항을 살펴 보기로 하자.

우리는 어린 시절부터 독담쟁이 덩굴, 기타 독식물이나 옷나무 종류 등에 노출되어 두드러기 같은 것이 몸에 발생하는 경우가 있었다.

이런 위험성은 어린이들은 물론이고 성인들도 주의가 요청된다. 따라서 이런 위험성의 원인을 찾아 그 요인에 접근하지 않도록 신경을 쓸 필요가 있다.

이런 독식물을 피하기 위해 주의해야 할 점은 이런 곳을 다닐 때는 맨발이나 앞이 없는 신발은 피하라는 것이다. 즉, 노출된 피부가 이런 독식물과 접촉하지 않도록 주의해야 한다.

허나 더운 여름에 양말을 신고 발을 완전 무장한다는 것은 어려운 일이지만 이런 위험한 곳을 갈 때는 피부 노출을 피해야 한다.

만일 신체의 피부에 발진이 생겨 붓고 붉은 반점이 생겨서 가려우면 그 주위를 깨끗이 물과 비누로 씻고 약국에 가서 칼라민 로션(Calamine Lotion)을 구입해 가려운 부분에 바른다. 이는 일종의 소염제이다. 가렵다고 그 부위를 긁는 일은 피해야 한다.

독초에 의한 두드러기를 예방하기 위해서는 결국 외부의 오염물에 주의하고 땅 위에 노출된 독물질에 가까이 가지 말아야 한다.

우리가 걷고 달릴 때 다리 발목에 이상이 생기지 않도록 주의하고 발바닥을 화끈거리게 하는 것에 주의해야 한다.

콘크리트는 땅 표면 중 맨발로 걷는데 가장 좋지 않은 곳이 된다. 그 이유는 땅바닥이 단단하여 부드러움이 없기 때문이다. 이런 콘크리트 바닥은 흙 보다 너무 단단하여 발바닥의 아취에 부담을 준다.

그러나 풀밭이나 자갈밭 보다는 걷기에 안정된 곳이다. 발이 장애물에 걸려 넘어질 확률이 적기 때문이다. 풀밭이나 자갈밭은 걷다가 발목을 다치는 경우가 많다. 그런 위험성만 없다면 발 운동에 좋은 곳이다.

발 건강을 위해 걷기에 좋은 곳은 바닷가 모래밭이 추천할 만한 곳이다.

158

이런 모래밭은 관절과 발바닥에도 도움을 준다.

바닷가 모래 위에서 배구를 하는 모습을 가끔 보는데 이는 추천할 만한 운동이다.

진흙땅에서의 테니스 운동은 콘크리트 바닥에서 보다 더 좋은 장소가 된다.

풀밭에서의 운동은 발목을 삘 확률이 높기 때문에 주의해야 한다. 특히 바닥이 고르지 못할 때 더욱 그렇다.

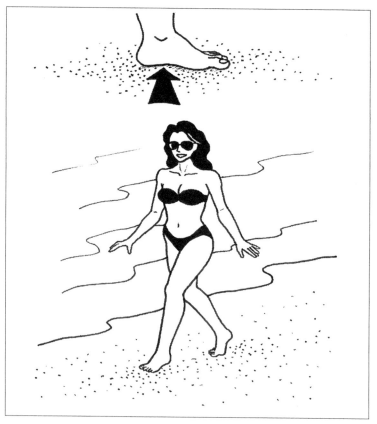

【그림 9-1-1】 바닷가 모래밭에서의 맨발 걸음은 건강에 도움이 된다.

2. 발을 베었을 때

날카로운 물건에 의하여 발을 베었을 때 그 상처가 작으면 Hydrogen peroxide나 Topeal antiseptic 등 살균제를 바르고 상처 부위를 밴대지나 소독 가제로 잘 감싸 주어야 한다.

작은 상처는 약 10분 정도 지나면 출혈이 멈춘다.

피를 멈추기 위해서는 상처 부위에 압력을 넣어 즉, 눌러 주면 지혈이 빨라진다.

대부분의 작은 상처는 자체적으로 시간이 지나면 치유된다. 단, 상처 부위를 깨끗이 잘 소독을 해 주어야 한다.

비록 상처 부위가 깊고 클지라도 크게 염려할 필요는 없다. 그 부위를 깨끗이 하고 잘 감싸 주면 해결된다.

밴대지나 소독 붕대가 없으면 상처 부위를 잘 묶어 놓는다. 또는 구급인이 도착할 때까지 그 부위를 눌러 출혈이 계속되지 않도록 임시 조치를 취해야 한다.

만일 붕대로 감았다 할지라도 붕대 위까지 피가 스며들면 붕대를 풀지 말고 그 위에 더 감아주는 것이 바람직하다.

주위에 사람이 있으면 상처 부위를 눌러 출혈을 적게 해야 한다.

환자는 벤 발을 심장 높이 보다 높게 올려 놓아야 출혈이 적어진다. 그렇게 하기 위해서는 환자는 누워 있어야 하고 발은 약간 높이 올려 놓아야 한다.

상처가 심각하면 의사에게 가야 한다. 때로는 파상풍 주사

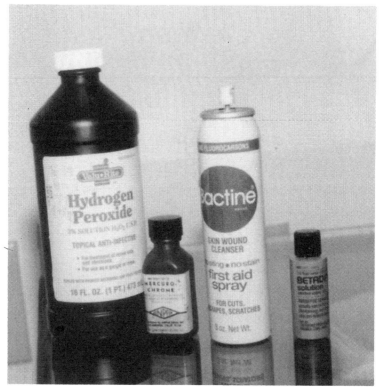

【그림 9-2-1】 벤 발을 위한 소독약

를 맞을 필요도 있게 된다. 또한 상처 부위가 깊고 크면 꿰매
는 경우도 있다.

3. 피부 속에 들어간 물체

찌른 물체가 빠지지 않고 피부 속에 남아 있을 때는 그 상처
부위에서 피가 나오지 않고 상처 부위가 작게 보일지라도 의학

적 치료가 필요하다.

파상풍 주사가 요청될 경우가 있다. 녹슨 물건에 찔렸을 때만 파상풍 주사가 필요한 것은 아니다. 아무 물건이나 오염된 물건에 찔렸을 때에는 파상풍 주사가 필요하다.

만일 이물질이 발에 박혀 있다면 강제로 특히 오염된 물건이나 손으로 빼려고 해서는 안 된다. 잘못하다가는 상처 부위가 커지고 더 악화되어 혈관이나 신경 부위까지 상처를 입힐 수 있다.

그대로 두어서 피가 엉기도록 하고 소독제나 밴대지도 바를 필요없이 상처 부위를 잘 덮어서 병원에 가서 의사의 치료를 받아야 한다.

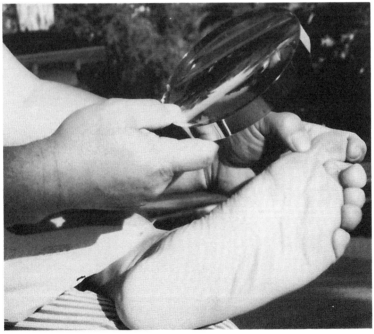

【그림 9-3-1】 발 속에 들어간 이물질 찾기

4. 발 경련(Foot Cramps)과
근육통(Aching Muscles) 제거

우리가 가끔 운동을 심하게 하여 근육을 과로했을 때 발 경련(쥐)이 일어날 수 있다. 마라톤의 황영조 선수가 시합 도중 발에 쥐가 나서 자기 실력을 발휘하지 못한 예가 지상에 보도된 바 있다.

발에서 발생하는 경련이나 근육통은 갑자기 근육을 과로했을 때 즉, 근육이 산소 공급을 충분히 받지 못하였을 때 일어난다.

환언하면 과격한 운동으로 수분 즉, 땀을 일시에 너무 많이 흘려 산소 공급을 충분히 받지 못함으로 해서 일어난다.

따라서 운동 전후에는 물을 많이 마시는 것이 좋다. 특히 땀을 많이 흘리는 운동을 한 후에는 물을 많이 마시는 것이 좋다는 이론이다.

경련이나 근육통은 체내의 생물학적 기능의 균형이 맞지 않아 일어나는 수가 있다.

또한 전해질의 불균형으로 일어난다. 이런 전해질 불균형 현상은 이뇨제를 너무 사용하여 체내의 포타슘(K ; 칼륨)이 많이 배출되기 때문이다. 즉, 포타슘이나 쇼듐(Na ; 나트륨) 등의 배출이 심할 때 일어나는 경우가 많다.

이런 경우 칼륨이 많이 포함된 바나나를 많이 먹거나 오렌지 쥬스를 많이 마시고 칼륨 공급원이 많은 음식을 먹으면 많

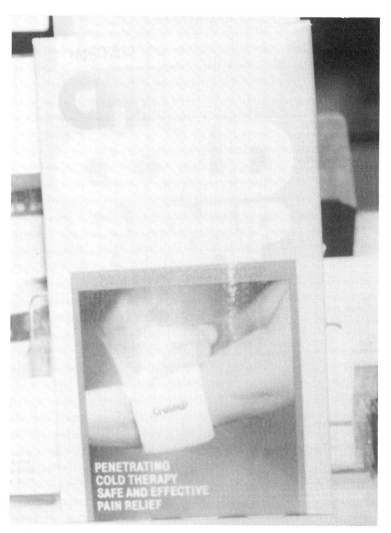

【그림 9-4-1】 근육통 부위의 아이스 팩

은 도움이 된다. 이런 무기물이 많이 포함된 영양제나 비타민 종류는 약국에서 쉽게 구입할 수 있다.

심하면 이뇨제 사용을 잠시 중단해야 한다.

발 경련이 일어날 때는 발을 처음 찬물에서부터 시작해서 다음에 미지근한 물로 이동한다. 또 경련이 일어난 부분을 마사지 하는 것이 좋다. 마사지 하는 방법에 관한 내용은 별항에서 다루고 있다.

또한 발 경련 예방을 위해 과격한 운동은 피하는 것이 좋다. 따라서 장시간 걷거나 등산, 마라톤, 장시간 서 있는 것 같은 것은 피하는 것이 좋다. 이러한 행위들은 발바닥의 아취에 부담을 주어서 근육층을 상하게 한다. 이런 발바닥 아취 조직 부위를 상하게 하는 것은 발 경련을 유발시키므로 주의한다.

경련이 일어나면 전술한 바와 같이 아이스 팩으로 몇 시간 처리하고, 다음 찬물에 담그고, 그 다음 미지근한 물에 씻고, 최후에 마사지를 실시한다.

발에 발생하는 경련이나 근육통을 제거하기 위해 신발 선정에 유의한다.

운동은 일시에 과격하게 하지 말고 점진적으로 증진시킨다.

발바닥의 근육통을 예방하기 위한 방법은 별항에서 다루기로 한다.

제10장

발의 활성화

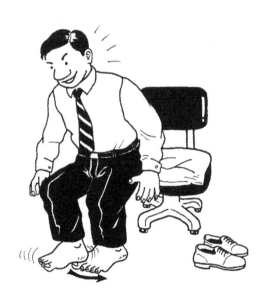

1. 발의 혈액 순환

발에 나타나는 혈액 순환 문제는 가끔 나이든 사람에게 많이 발생하지만 다른 연령층에도 나타난다.

매일 여러 환경 요인들이 혈액 순환을 순조롭게 진행시켜 주지만 가끔 장애 요인도 나타나 문제를 일으킨다.

예를 들어 외부 기온이 너무 낮다든가, 찬물에 갑자기 들어갔다든가, 구두나 양말 등이 너무 작아 꽉 조인다든가, 속옷 등이 너무 작아 우리 몸 속의 혈액 순환을 순조롭게 진행시키는데 장애 요인으로 작용한다.

또는 발이나 다리를 너무 겹친 상태로 오래 있었을 경우에도 혈액 순환이 잘 진행되지 못한다.

담배, 콜라, 커피 등에 포함된 니코틴이나 카페인이 혈관을 축소시켜 혈액 순환에 장애 요인으로 등장한다.

스트레스를 많이 받으면 일차적으로 신경선을 압박하게 되고 이 신경선이 다음 혈관을 축소시켜 혈액 순환이 장애 요인이 된다.

젊은 사람 중에도 손발이 찬 사람이 우리 주변에 많은데 이것도 혈액 순환이 잘 안 되는 증상이다.

선천적으로 발이 찬 사람도 있다. 이것 역시 혈액 순환이 잘 안 되는 증세 중 하나이다.

어떤 사람은 의학적인 조건 때문에 즉, 당뇨병 같은 병으로 혈액 순환이 잘 안 되는 경우도 있다.

어떤 부인은 레이노 현상(Raynáud's Phenómenon ; 손의 소동 맥 수축에 의한 일시적 혈액 부족으로 손가락·손의 일부가 창백해지는 현상)으로 혈액 순환이 잘 되지 않는다. 레이노 현상은 작은 혈액 순환 문제를 야기시킨다.

이런 현상은 너무 날씨가 추워서 생길 수 있는데 가끔 손발이 차지고 손발에 마비 현상이 나타날 수가 있다.

이런 문제는 레이노병과는 다르다. 레이노병은 동맥 자체가 확대되는 능력을 잃어 버리는 병이다. 그러나 레이노 현상은 혈액 순환을 억제하는 정도다.

만일 우리 몸에 레이노병이나 현상이 나타나면 즉시 병원에 가야 한다.

만일 발에 혈액이 충분히 돌아가지 않을 때 즉, 발이 저리거나 마비되거나 아프거나 하면서 피부나 발톱색이 탈색된 경우가 있다. 모두 혈액 순환이 잘 진행되지 못하는 데서 오는 것이다.

혈액 순환을 돕기 위해서는 옷이나 구두 및 양말들을 편하고 큰 것으로 바꾸어야 한다. 작은 신발 및 옷들은 금물이다.

발을 따뜻한 물에 담근다든가 마사지를 해 주는 것도 발의 혈액 순환을 돕는 일이다.

또한 발의 혈액 순환을 좋게 하는 가장 이상적인 것은 발의 운동이다. 발 운동 자체가 발의 혈액 순환을 돕는데 공헌한다.

너무 오랜 시간 같은 자세로 앉아 있는 것은 혈액 순환의 장애 요인이 된다.

만일 장시간 앉아 있어야 할 형편이면 발 끝이나 발가락을 앉아 있는 상태에서 움직여 보는 것이 혈액 순환에 도움이 된다.

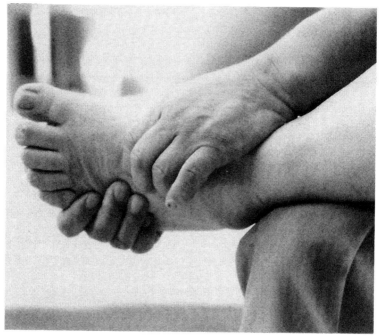

【그림 10-1-1】 혈액 순환을 위한 마사지

발 운동에 관한 좀더 자세한 것은 별항에서 다루기로 한다.

발 운동을 위해서는 평범한 운동이 도움이 된다. 즉, 걷는 것은 발의 혈액 순환에 대단히 좋다.

만일 혈액 순환에 만성적인 문제가 있다면 의학적인 치료를 위해 의사의 특별한 조사에 응해야 한다.

2. 발의 활성화

하루 종일 발을 사용하다 보면 몸과 같이 지쳐서 힘이 빠진

다. 이런 피곤에 지친 발을 재충전하기 위해서는 여가를 선용
해서 할 수 있는 방법이 있다.

지친 사람이 책상 앞에 앉아 있거나 집에서 TV 앞에 앉아
있을 때 또는 교실이나 기차, 버스, 비행기 등에 오래 앉아 있
을 때 발을 활성화시켜야 한다. 앉아 있는 상태에서 최선의 방
법을 실시해 보아야 한다.

① 발을 풀어 주자.

다리의 근육이나 마디 및 관절을 흔들어 준다. 마치 발에 쥐
가 나면 움직여 주듯이 실시해 본다.

다음에 발가락 하나 하나를 상하좌우로 움직여 본다. 이런
동작은 한 발이 끝나면 다른 발로 옮겨 실시한다.

② 발에 압력을 가해 보자.

신발을 벗고 한 발은 바닥에 대고 다른 발로 위에서 눌러 본
다. 밑에 있는 발은 위로 올리는 운동을 한다.

이런 동작은 발을 번갈아 가면서 실시해 본다. 즉, 두 발을
접착시킨 상태에서 이런 동작을 실시한다.

③ 땅바닥에 발을 올려 놓고 발가락 하나하나씩으로 땅바닥
을 눌러 본다. 마치 발가락으로 자전거 페달을 밟듯이 실시한
다. 한 발이 끝나면 다른 발의 발가락으로 옮기면서 연속적으
로 실시해 본다.

④ 발가락으로 마루 위에 글자를 써 본다. A에서부터 Z까지
쓰거나 한글의 자음·모음을 써보는 것이다.

⑤ 마루에서 신발을 벗은 발가락으로 바닥에 놓인 연필이나

펜 및 기타 작은 물건을 집어서 올려 본다.

⑥ 신발을 벗고 발을 전화번호부 책 위에 올려 놓는다. 전화번호부는 철한 부분을 자기쪽으로 향하도록 한다.

한 발의 발가락으로 페이지를 넘겨 본다. 한 발이 끝나면 다른 발로 옮겨서 페이지를 넘겨 본다.

이상과 같은 동작이 발의 활성에 도움이 되는 동작들이다.

다음 발의 피로 회복을 위해 발을 마사지해 주면 좋다. 발의 마사지에 관한 방법은 별항에서 다루었다.

또한 발의 재활성을 위해 다음과 같은 마사지 방법도 있다.

신을 벗고 난 후 빈 병을 발 밑에 두고 병을 굴려본다. 전후로 굴리기를 한 발로 실시하고 끝나면 다른 발로 옮겨본다.

손을 대지 않고 할 수 있는 마사지의 일종이 된다.

최근에는 발바닥 마사지를 위해 많은 기구들이 제작되어 팔리고 있다.

발바닥의 부위에 따라 몸 안의 질병과 관계가 있다고 보는 동서양의 의학 때문에 많이 유행되는 마사지 기구도 많다.

어떤 사람은 골프공이나 작은 롤러를 이용하여 발바닥 마사지를 한다.

사무실이나 집에서 할 수 있는 발의 재활성 운동에는 다음과 같은 것이 있다.

한 발을 들어 수평으로 뻗어 본다. 들지 않은 발과 직각이 되게 한다.

한 발이 끝나면 다른 발을 수평으로 올려 본다.

이런 동작은 사무실 뿐만이 아니라 가정에서도 가능하다.

사무실에 앉아 있을 때는 발을 들어 다른 의자에 올려 놓는다. 또는 티 테이블 위에 올려 놓을 수도 있다.

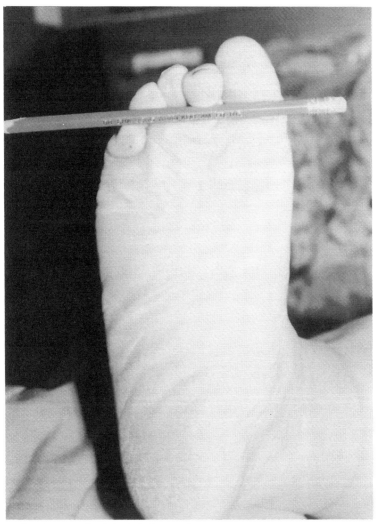

【그림 10-2-1】 발의 활성화를 위해 발로 연필을 잡아 보자.

발레를 하는 사람들처럼 15초 정도 한 발을 들어 수평으로 뻗어 본다.

다음 발 끝을 위로 올려 보고 또한 발가락으로 천장을 지적해 보기도 한다.

발을 틀어서 돌려 본다. 한 발이 끝나면 다른 발도 실시해 본다.

다음 발가락을 비틀어 본다. 그리고 다리를 안쪽으로 구부리고 비틀어 본다. 끝나면 원상으로 복귀해 본다.

여자들은 의자에 똑바로 등을 대고 앉아서 발로 핸드백을 올려 본다.

다음 무릎을 구부려 내려 놓고 다시 올리는 등 이런 운동을 몇 번 발을 번갈아 가면서 실시해 본다.

3. 서서 일하는 사람의 피로 회복

하루 종일 앉을 틈이 없이 서 있어야 하거나 걸어야만 할 직업에 종사할 경우 발의 피로를 어떻게 풀어야 하는가?

단체로 관광 여행을 떠났을 경우 오후가 되면 관광보다는 앉을 장소를 찾는 사람이 많다.

이는 나이가 많은 사람일수록 더욱 심한데 다리에 힘이 없기 때문이다.

관광 보다는 앉아서 쉬는 것이 낫다는 발의 명령을 따르기 마련이다.

쇼핑을 하루 종일 하다 보면 관광의 경우와 같이 다리가 피곤하여 쇼핑에 흥미를 놓친다.

　이때 임시나마 다리에 주는 압력이나 피로를 줄이고 풀어
주어야 한다.

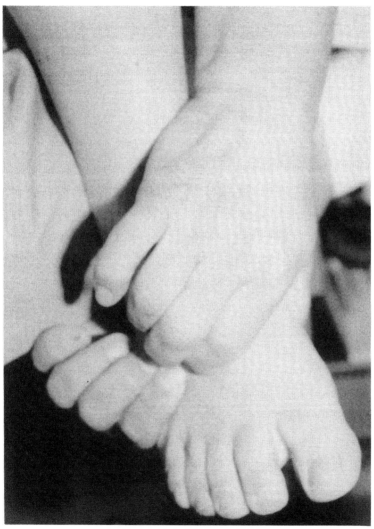

【그림 10-3-1】발목을 회전시켜 보자.

그 방법으로는 다음과 같은 운동이 좋다.

① 가만히 서 있는 것 보다는 가볍게 걸어 본다. 제자리 걸음이 좋다.

② 발가락을 비틀어 보는 등 발가락을 움직여 본다.

③ 한 발로 서서 들은 발을 앞뒤로 가볍게 흔들어 본다. 한 발이 끝나면 다른 발로 옮긴다.

④ 한 발을 올려서 들고 발목을 회전시켜 준다.

여러분께서 직업상 하루 종일 걷거나 서 있어야 할 경우 두 가지의 신발을 일터에 준비해 둔다.

한 신발은 발 뒤꿈치가 좀 높은 신이고 다른 하나는 뒤꿈치가 낮은 신이다.

이렇게 두 켤레를 준비했다가 교대해서 신어 본다.

이들 두 종류의 신발은 다리의 근육 운동을 달리 요구하기 때문에 피로를 감소시키는데 도움이 된다.

이렇게 발의 다른 부분을 교대로 운동시킨다면 압박종, 티눈, 건약류 등의 고통을 예방하는데 도움이 된다.

그러나 이러한 두 신은 신기에 편안해야 한다. 편하지 못한 신이면 한 시간 서 있더라도 편한 신을 신고 몇 시간 있는 것보다 더큰 고통과 괴로움을 준다.

같은 장소에 오래 서 있을 경우에는 발 밑에 두터운 카펫 조각을 깔아 놓고 그 위에 서 있으면 발 근육이 편안해지고 부드러워져서 피로 회복에 도움이 된다.

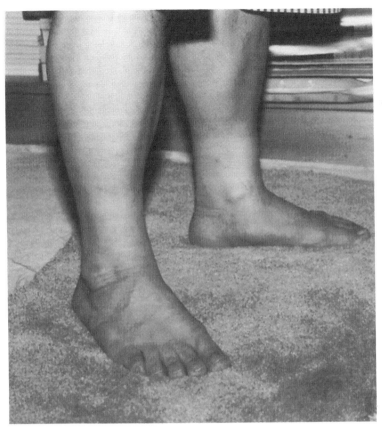

【그림 10-3-2】 피로 회복을 위해 맨발로 카펫에 서서 작업을 해 보자.

또한 주기적으로 신을 벗고 다리를 올리거나 발가락을 움직여 보고 발을 흔들어 본다.

여러 시간 움직이지 않고 서 있게 되면 보통 사람들의 발은 10% 정도 붓는다.

이 때 의자에 앉아 다리를 들어 히프 이상의 높이로 올려 놓고 몇 분 있으면 부기가 원래 상태로 돌아온다.

4. 발의 마사지

발의 마사지에 관해서는 이 책의 몇몇 군데에서 부분적으로 설명한 바 있다.

쥐가 났다든가 임신부의 발에 이상이 있을 때 등에 대하여 언급한 바 있다.

발의 마사지는 발의 건강에 큰 도움이 된다.

다리나 발의 마사지로 발, 다리가 유연하고 부드러워지면 부드러울수록 더 강해지고 피곤한 감정이 사라진다.

또한 피로에 의한 상처의 위험성도 적어진다. 마사지로 상처의 악화를 방지하고 회복을 촉진시킨다.

최근에 수술한 사람도 마사지로 혈액 순환을 촉진시키고 이에 따라 회복 기간을 단축시키고 있다.

- 발을 마사지하기 전에 준비 운동을 하여 발을 풀어 준다.
- 히팅 패드를 부착시킬 수도 있다.
- 미지근한 물과 황산 마그네슘 염(두부 만드는데도 이용함)을 혼합한 물에 15분 정도 발을 담근다.
- 목욕탕에서 수도물에 10분 정도 발을 담근다. 물의 속도를 증가시켰다가 차츰 감소시킨다. 이때 물의 온도가 너무 뜨겁지 않게 해야 한다.
- 타월로 발을 감싸서 하는 방법도 있는데 앞의 별항에서 언급한 바 있다.

다음 발바닥 마사지를 위한 준비 사항을 보자.

- 한 발을 다른쪽 다리 무릎 위에 올려 놓는다.
- 발바닥과 손에 크림이나 로션을 바른다.
- 엄지 손가락으로 발가락 부위에서부터 깊고 둥글게 원을 그리듯 힘을 주어 밀어준다.

이 운동을 발뒤꿈치를 향해 가면서 서서히 움직여 준다.

극소 부분을 집중적으로 한참 동안씩 마사지를 실시하면서 이동함이 좋다.

발바닥의 전체의 마사지가 끝나면 발등으로 이동해서 실시한다.

발등 마사지는 외부로부터 상부로 향하면서 실시한다. 앞에서부터 뒤로 빠짐없이 행한다.

발가락이나 발목을 돌려 주는 운동도 한다. 이상과 같은 동작이 한 발에서 끝나면 다른 발로 옮긴다.

일반적인 발 마사지는 원을 돌리듯이 하거나 비틀면서 하지만 자기가 고안해서 행할 수도 있다.

다음과 같은 방법도 있다.

- 발 외부를 따라서 접어주듯 실시한다.
- 손등으로 밀어주거나 주먹으로 두들겨 주고 흔들어 주기도 한다.
- 두 손을 사용해서 발을 앞뒤 방향으로 비틀고 발을 스폰지 짜듯 짜본다.

● 발을 마사지 하는 동안 어느 부위가 단단하거나 아프면 마사지 대신에 손가락으로 그곳을 몇 초씩 눌러 준다.

마사지가 끝나면 발바닥에 신선도가 생기도록 멘솔이 포함된 크림 같은 것을 발라준다.

끝으로 발을 잘 비벼준다.

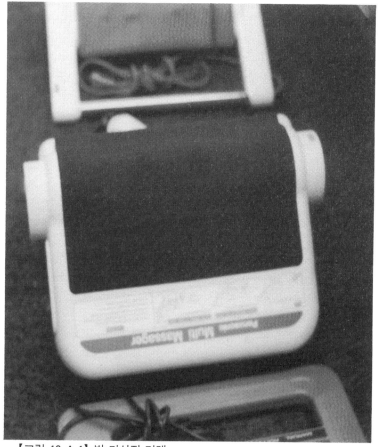

【그림 10-4-1】 발 마사지 기계

신경통이나 기타 다른 의학적 요인으로 자기 스스로 자기의 발을 마사지하기 어려우면 월풀 형태로 고안된 기계를 사용해서 할 수도 있다.

이는 기계가 자기 손이 할 수 있는 마사지를 대신해 주는 것이다.

그러나 Blood Colts 같은 병력이 있다면 강한 바이브레이션(진동)은 피하는 것이 좋다.

물이 빙빙 돌게 만든 이 월풀(Whirlpool ; 소용돌이) 기계는 약국에서 구입할 수 있다.

5. 발과 다리 근육 펴주기

발의 근육은 다리의 근육과 밀접한 관계를 가지고 있다. 다리 근육에 통증이 생기면 발의 근육에도 문제가 발생한다.

같은 원리로 발 근육에 문제가 생기면 다리 근육에도 문제가 발생한다.

발이나 다리의 근육 확대 운동은 발 및 다리 건강에 큰 도움을 준다.

발 및 다리 운동을 위한 방법이 여러가지 있다. 이 중 대표적인 운동의 몇 가지를 살펴 보자.

1. 찌르기 운동

① 똑바로 선 상태에서 두 발을 함께 모으고 정면을 주시한다. 발가락은 앞을 향하도록 한다.

② 오른쪽 발을 앞으로 내민다. 이 때 무릎을 구부리고 가슴은 똑바로 세운다. 즉, 펜싱하듯이 오른쪽 발을 앞으로 내밀면서 가슴이 따라간다. 오른쪽 발을 내밀 때는 발 뒤꿈치를 먼저 마루에 접촉시킨다.

③ 오른쪽 무릎이 발목과 수직이 되게 구부린다. 발목 보다 무릎이 더 앞으로 나가지 않도록 한다. 즉, 직각이 되게 한다.

앞으로 발을 내미는 거리는 길게 또는 짧게 할 수 있다.

이 운동으로 발 및 다리의 근육과 건 확대 운동의 강도를 조절할 수 있다.

습관이 되면 조금씩 강도를 높일 수 있다.

④ 오른발을 다시 원위치로 가져 오고 다음 왼쪽 발을 앞으로 찌르듯 내밀 수 있다.

이런 운동을 10회 정도 진행해 본다.

2. 건 확대 운동

① 두 발을 층계의 계단이나 전화번호부 위에 올려 놓는다.

② 발의 앞부분을 층계나 전화번호부 위에 걸치고 가슴을 펴서 앞을 쳐다 본다.

③ 몸무게가 앞의 발가락 부위에 있게 됨으로 넘어지지 않게 하기 위해서 옆에 있는 물건을 잡고 선다(약 3분 정도). 이 운동은 근육과 건의 확대 운동으로 좋다. 평발이나 외반모지 등의 치료에 도움이 된다.

3. 수건 잡아 올리기

① 다리를 벌리고 마루에 앉는다.

② 왼쪽 다리를 구부리고 바닥과 평평하게 한다. 즉, 자기 몸쪽으로 당긴 상태다.

③ 수건으로 오른쪽 발목을 묶어서 쭉 뻗은 오른쪽 발에 있는 수건을 잡아서 위로 올린다.

④ 엉덩이는 마루에 부착시켜야 한다.

이런 운동은 근육과 건의 확대 운동으로 몇 초 동안 지속하는 것이 좋다.

한 발이 끝나면 수건을 다른 발에 묶어 그 발에 묶어진 수건을 위로 들어 올려 본다.

4. 근육과 건의 V자형 확대

① 마루에 앉아 앞을 보며 다리를 V자로 벌린다.

② 몸통은 오른쪽으로 돌리고 손은 마루와 무릎 위에 둔다.

③ 몸통을 좌우로 돌리면서 엉덩이를 굴리듯 하고 발은 몸통 움직임에 따라서 움직인다.

④ 발을 움직일 때 발가락은 마루 바닥에 접촉하도록 한다.

이 운동으로 허벅지, 발목, 발가락 근육과 건이 확대된다. 근육의 확대 운동이 끝나면 다시 원상복귀한다.

5. 무릎 운동

① 다리를 앞으로 내밀고 앉는다.

② 오른쪽 다리를 왼쪽 다리 위에 올려 놓는다. 이때 오른쪽 무릎은 구부러진다.

③ 오른쪽 다리를 자기 앞 즉, 가슴 쪽으로 잡아 당긴다.

이런 운동을 다리를 교환해 가면서 실시해 본다.

6. 발 운동

① 걸상 뒤에 서서 왼쪽 손을 의자 위에 올려 놓는다.

② 오른쪽 발의 무릎을 구부려 뒤로 해서 올려 본다.

③ 이때 오른쪽 다리를 오른쪽 손으로 잡고 공중으로 다리를 펼쳐 본다. 이는 한 발로 서는 운동과 비슷하다.

④ 이렇게 오른쪽 다리를 뒤로 올린 후 3~4초 유지한다.

오른쪽 발이 끝나면 같은 방법으로 왼쪽 발의 운동도 실시해 본다.

7. 가랑이 운동

① 걸상 앞에 서서 손을 앞으로 뻗어 마루와 평행이 되게 하고 서서히 앉아 본다.

② 히프가 걸상 높이까지 도달하게 내린다.

③ 발 뒤꿈치에 몸무게의 중심을 두고 의자를 잡은 손은 몸의 균형을 유지하도록 조절한다.

몇 번이고 되풀이해 실시한다.

8. 타올 잡아오기

① 신과 양말을 벗고 걸상에 앉는다.

② 발바닥 밑에 수건이 있는 것처럼 가정해 본다.

③ 발가락으로 수건을 발 뒤꿈치 쪽으로 조금씩 조금씩 끌

어들이는 운동을 한다.

④ 이 수건을 다시 앞으로 조금씩 조금씩 보내는 운동을 10번 정도 되풀이한다.

9. 타울 스크프

① 걸상에 앉아서 발바닥을 마루에 접착시킨 후 발바닥의

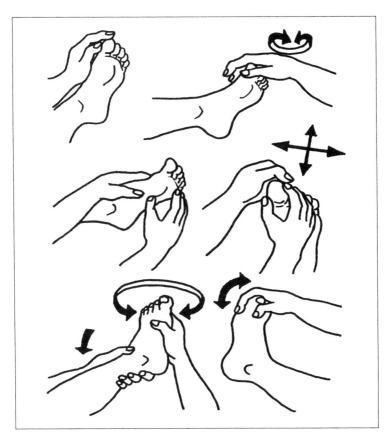

【그림 10-5-1】 발목 운동

외부를 드는 운동을 한다.

② 다음 발바닥의 내부를 드는 운동을 한다.

이런 운동을 10여번 되풀이하면 아취의 건강에 좋다.

6. 발목 회전법(回轉法)

한쪽 넓적다리 위에 다른쪽 발을 얹는다. 한손으로 발목의 조금 위를 잡고 고정시킨 후 다른쪽 손으로 발가락을 잡고 발목을 빙글빙글 돌린다.

준비운동으로서도 곧잘 행하여지는 유연운동(柔軟運動)인데, 건강법으로 또는 피로회복으로서 행하는 경우에는 한쪽 발을 20회 이상 실시하도록 한다.

발을 쭉 뻗은 자세(바닥에 앉거나, 의자에 앉거나 똑바로 누운 자세도 무방하다)로 양 발을 동시에 발목을 안쪽으로 20회 이상, 바깥쪽으로 20회 이상 회전시키기만 해도 된다.

일반적으로 건강한 사람은 발목이 꽉 죄어져 있고 탄력성이 풍부하므로 발목을 돌리면 부드럽게 돌아간다.

발목 뒤쪽에는 아킬레스건(腱)이 있는데, 이 아킬레스건을 수축시키는 생활(하이힐의 상용, 운동 부족 등)을 계속하면 기력(氣力)이 약해진다.

발목이 굵은 사람은 활력이 부족하고 운동 능력이 빈약한 사람이 많은데, 이것은 아킬레스건과 깊은 관계가 있기 때문이다.

아킬레스건이 수축하여 탄력성이 부족하게 되면 근육운동

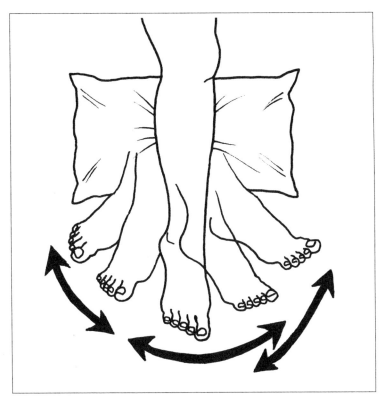

【그림 10-6-1】 발목 회전 운동

이 효과적으로 되지 않는 것이다.

발목에는 신경, 혈관, 경락(經絡), 힘줄 등이 밀집되어 지나고 있으므로 건강 유지상 중요한 신체 부위 중의 하나이다.

또 발목은 손목과 목덜미와의 관계도 깊으며 발목의 긴장을 풀어주면 목덜미가 부드러워져서 어깨도 가벼워진다.

발목의 회전법은 발바닥 자극과 함께 가장 손쉬운 피로 회복법인 동시에 발의 강화법(強化法)이라 할 수 있겠다.

7. 발의 힘을 테스트하는 방법

발에 어느 정도의 힘이 있는가에 따라서 건강의 바로미터로 삼는 조사법이 있다. 이는 체력·젊음 등이 발에 여실히 나타나기 때문이다.

다음에 열거한 것은 누구나 한번쯤 시험해 볼 만한 간단한 방법들이다.

1. 계단(階段) 오르기 테스트

건강한 사람이라면 3층이나 4층까지 쉬지 않고 오를 수가 있으나 만약 2층이나 3층에서 숨이 막히거나 발이 무거워지거나 하면 발의 힘이 상당히 약하거나 아니면 건강을 해치고 있다는 결과가 된다.

또한 역(驛)에서 발차 벨이 울렸을 때, 단숨에 뛰어 오르는 사람들을 볼 수 있는데 숨이 차서 어깨로 숨을 헉헉 몰아쉬거나 하면 반드시 그 사람은 호흡기계(呼吸器系)나 순환기계(循環器系)의 기능이 저하되어 있다고 볼 수 있다.

2. 눈 감고 한 발로 서기 테스트

시간, 장소에 구애없이 간단히 몸의 노화(老化) 정도를 알 수 있는 방법이다.

두 눈을 감고 한 발을 들고서 어느 정도로 견딜 수 있는가 하는 것을 조사하는 것으로써 노화의 정도를 알 수가 있다.

평형감각(平衡感覺)의 좋고 나쁨에 따라서 다르지만 판단 기준으로 흔히 실시된다.

20대인 경우에는 10초 미만이면 지나치게 적은 것이라고 생각된다.

1분 이상씩 계속하는 사람들도 상당히 있다.

또한 나이가 많은 층일수록, 남성들보다 여성들의 성적이 훨씬 좋다.

남성 쪽이 건강하지 못하다는 이야기도 아닐텐데 역시 남성들은 그만큼 몸을 혹사당하고 있다는 결과이다.

3. 한 발 굽혀 펴기 테스트

주변에 방해되는 물건이 없는 장소에서 아무 것도 붙잡지 않고 한 발로 서거나 구부리거나 하여 무릎을 굽혀 펴는 방법이다.

50대 중년이 20회 이상 할 수가 있다면 다리의 힘이 대단한 것이라고 할 수 있겠고 젊은 사람이 20회 정도도 하지 못한다면 다리의 힘이 상당히 약하다고 봐도 좋을 것이다.

이 운동은 끈질긴 단련으로 회수를 늘일 수도 있겠는데 발의 단련법으로 활용해도 좋을 것이다.

4. 발 끝으로 서기 테스트

계단 끝 부분에서 발 끝으로 얼마나 오랫동안 서 있을 수 있는가를 검사하는 것이다.

처음에는 평형(平衡)을 유지하기가 어려워 비틀거리게 되지

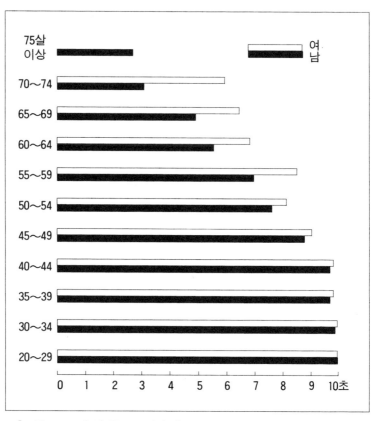

【그림 10-7-1】 발 끝으로 서기 테스트

만 끝까지 버티고 있어야 한다.

아무리 노력을 해도 평형을 유지하지 못하고 비틀거리는 사람은 약간 발을 벌려서 다시 해 본다.

60초 이상 할 수 있으면 성공이라고 봐도 좋다.

제11장

당뇨병과 발

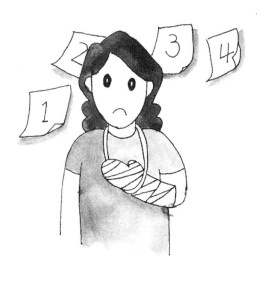

1. 당뇨병과 발병

당뇨병이라는 질병을 한 마디로 설명하기는 어렵다. 따라서 당뇨병이 가지고 있는 여러가지 현상을 먼저 알아보자.

당뇨병이 가지고 있는 성질 중에서 한 가지만을 지적한다면 소변에서 당이 나온다는 것이다.

그러나 당이 섞여 나온다고 하여 곧 모든 사람이 전부 당뇨병이라고 단정할 수는 없다.

① 당뇨병이란 우리들 몸 안의 대사가 자연스럽게 이루어지는데 필요한 인슐린이란 호르몬 작용이 부족한데서 일어나는 질병이다.

② 당뇨병이란 선천적으로 걸리기 쉬운 소질을 이어 받는 질병이다.

③ 당뇨병을 잘못 관리할 경우 당뇨병성 혼수라는 매우 위험한 상태를 일으킬 수 있는 질병이다.

④ 당뇨병일 경우 혈액 속의 포도당 즉, 혈당이 다른 건강한 사람보다 높아진다.

이는 인슐린의 기능이 불충분하여 혈액 속의 포도당이 근육 세포나 지방 세포 속에 들어가는 속도가 늦어져 혈당이 높아진다. 물론 혈당이 높다고 모두가 당뇨병 환자는 아니다.

⑤ 당뇨병에 걸렸을 때 치료가 적절하지 못할 경우에는 모세혈관에서 특유의 변화가 야기된다. 즉, 당뇨병성 세소혈관증을 일으키게 된다.

⑥ 당뇨병은 동맥경화를 일으키기 쉬운 질병이다. 당뇨병에 걸리면 뇌졸중, 심근경색 등 동맥경화를 원인으로 하는 여러가지 질병이 일어나기 쉽다. 그렇다고 동맥경화가 있으면 곧 당뇨병이라고 할 수는 없다.

⑦ 당뇨병은 합병증으로서 혈관 질환도 유발시키는 대사 이상을 가져온다. 따라서 당뇨병은 한편에선 대사 질환을, 또 다른 한편에서는 혈관 질환을 일으키는 질병이다.

⑧ 혈관 질환 특히 안저출혈이나 신장 등에서 합병증을 일으키게 된다. 또 시력장애도 나타난다.

⑨ 당뇨병은 여러 기관에 영향을 주나 발과 다리에 큰 영향을 준다. 따라서 발 문제로 당뇨 환자임을 진단하기도 한다. 당뇨 환자의 29%가 발 고통을 받는다.

⑩ 당뇨병 환자는 궤양의 진행 속도가 빠르다.

⑪ 당뇨병은 두뇌의 정확성에 문제가 야기되어 온전한 기능을 발휘하지 못한다.

⑫ 당뇨병은 상처의 치유에 어려움을 주고 피부병에 문제를 일으키고 가려움증이 나타난다. 피부병으로 감각이 둔해지고 온도 조절력이 약해진다.

⑬ 말초 백혈구가 증가되어 말초 신경염을 일으킨다.

⑭ 고혈압이나 저혈압 현상이 나타난다.

⑮ 갈증이 자주 생기고 당뇨 현상이 나타난다.

⑯ 비만과 수척함이 나타난다.

⑰ 근육의 경련과 신경증이 나타난다.

⑱ 정력감퇴 현상이 나타난다.

⑲ 보행에 고통이 있고 다리가 차다.

⑳ 잘 때나 쉴 때 통증이 온다.

㉑ 맥박이 거의 없거나 진동 소리가 감소된다.

㉒ 다리를 올려 놓으면 발이 창백하고 하얗게 되고 내려 놓으면 혈기가 돈다.

㉓ 발이나 발가락의 털이 상실된다.

㉔ 곰팡이 감염 등으로 발톱이 두터워진다.

㉕ 발톱이 새파랗게 되고 발 조직과 뒤꿈치가 튼다.

㉖ 피부가 건조해지고 마비 현상이 나타난다.

㉗ 말단 부위의 소혈관 혈액 순환이 악화되어 다리를 절단하는 경우나 차코트 발이 될 수도 있다.

당뇨병에 문제되는 인슐린은 위장의 뒤쪽에 있는 췌장에서 나오는 호르몬이다.

이는 몸 안의 대사 기능을 원만히 하는데 절대로 필요한 호르몬이다.

자동차를 움직이려면 에너지원인 가솔린 외에도 기계를 원활하게 움직이는 오일이 필요하듯이 인슐린은 체내에서 자동차의 오일 역할을 한다.

오일 즉, 인슐린이 부족하게 되면 아무리 가솔린이 많다 하더라도 기계가 움직이지 못하는 것과 같다.

인슐린이 1921년에 발견되기 전에는 당뇨병 치료가 어려웠으나 현재는 인슐린 생산과 음식 조절로 정상적인 생활을 영위할 수 있다.

체력관리와 약물 요법을 잘 이행하면 얼마든지 생명 연장에 지장없이 생을 영위할 수 있는 병이다.

한국의 당뇨병 환자는 약 150만 명으로 전체 인구의 4% 정도를 나타내고 있다.

세계적으로 1억 2천만 명이, 미국에서는 1천4백만 명이 당뇨환자로 알려졌다.

이 중 50% 정도는 자기가 당뇨 환자인지 아닌지 자각을 못하고 있다.

흑인과 히스패닉계는 50% 이상이 당뇨 환자가 되기 쉽다.

연령적으로 65세가 넘으면 15% 정도가 당뇨 환자가 된다.

당뇨 환자의 사망률은 사망 원인 중 네 번째로 높다고 알려졌다.

다리 절단의 50~70%가 당뇨 환자가 점유하고 있다.

당뇨 환자 중 다리 절단 경험자는 5년 이내에 50%가 재절단을 하게 된다.

당뇨 환자의 75%는 신경성 병을 유발시키고 있다.

당뇨병 환자는 심장병 유발 요인이 정상인 사람보다 4배나 높다.

당뇨병과 발의 피부병과의 관계를 보자. 당뇨병은 특유의 피부 변화를 유발시킨다.

넓은 의미에서 볼 때 발의 괴저라든가 걸핏하면 화상을 입게 된다는 점도 피부 질환이라 할 수 있다.

그 외에 발의 감각이 둔해지기 때문에 상처를 입기 쉽다는 점도 있다.

여성의 경우 음부의 소양이 곧잘 일어나게 되고 남자든 여자든 온 몸이 가렵다는 느낌에 사로잡히는 때도 있다.

곧잘 정강이 부위에 나타나는 변화로는 피부가 갈색이 된다든가 갈색이 된 다음 단단해진다든가 하는 경우도 있다.

이런 것이 주로 발에 나타난다. 피부에 돌연 물집(수포)이 생기는 경우도 있다.

이것은 후에 괴저를 일으키기도 한다. 이들은 모두 당뇨병 특유의 피부 질환이다.

이들 증세를 보고 당뇨병이라는 판단을 가질 수도 있다.

따라서 당뇨병일 경우 가장 조심해야 할 것은 발이다. 하찮은 피부의 상처가 순식간에 괴저로 변하는 경우가 많기 때문이다. 발 관리를 위한 상식적인 몇 가지를 살펴 보자.

새 구두는 30분 이상 신지 말 것.

찰과상을 만들지 않도록 조심할 것.

특히 화상을 입지 않도록 할 것(흔히 발의 감각이 둔해지기 때문에 자신도 모르는 사이에 화상을 입는 경우가 있다).

매일 자기 발에 이상이 없나 살펴 볼 것(감각이 둔하기 때문에 별로 아프지도 않았는데 살이 썩는 경우도 있다).

괴저를 발견하면 곧 의사와 상의해야 한다.

아주 작은 것이라도 급속도로 번져 나갈 경우가 있고 특히 감염을 수반하게 되면 위험하다.

절대로 발의 피부 이상을 소홀히 해서는 안 된다.

현대 의학이 발달되었는데도 발 절단 수술은 큰 정신적인 영향을 준다.

당뇨병 예방은 가족, 친지, 의사 등이 팀을 구성해서 유의해야 한다.

그리고 체중 조절에 주의하며 심장, 순환기 질환에 각별한 신경을 써야 한다.

적당한 운동을 매일 하며 정기적인 진단을 받아야 한다.

당뇨병으로 야기되는 여러가지 병 중 대표적인 네 가지 질환은 다음과 같다.

1. 당뇨성 혈관병

당뇨 환자들은 가끔 말초 혈관까지 혈액을 공급하지 못하기 때문에 병이 발생한다.

나이가 증가되면서 병의 속도가 급진적으로 나타나고 혈당치가 높아진다.

담배로 이 병은 더욱 악화되고 콜레스테롤치는 높아진다.

고혈압인 사람에게는 증세가 더욱 악화된다.

이 병의 증세로 발과 종아리 같은 곳에 동맥이 막히는 현상이 나타난다.

막힌 혈관에 의해 신체의 말단 부위는 혈액의 공급이 점점 적어진다.

활동이 더 심할 때 이런 혈액 공급 부족의 증세가 잘 나타난다.

2. 당뇨성 말초 신경염

당뇨성 신경염은 근육이나 자율신경계에 영향을 준다. 신경계의 이상으로 발의 감각이 무디어진다. 신경계의 이상은 밤중에 발에 쥐가 나는 고통도 맛본다.

당뇨병 환자의 75% 이상이 이런 증세가 나타나며 발에 감각이 없어 상처가 나도 잘 모른다. 그로 인해 상처가 더욱 악화된다.

3. 차코트 관절염(Charcot)

차코트 관절염은 뼈, 힘줄, 건 등이 파괴되는 병으로 당뇨병으로 대개 이런 발의 기형이 나타난다.

이로인해 다른 비정상적인 신경 조직에 문제가 일어날 수도 있다.

이 병은 발의 중앙 및 주변 신경계의 퇴화성 혼란으로 관절 탈구 현상도 나타난다.

이 병은 40세가 넘는 오랜 당뇨 환자 중에서 많이 나타나는 현상이다.

이 증상은 당뇨병이 발생된지 약 12년이 지나면 나타나기 시작한다.

이 병은 적은 상처가 커지고 피부가 붓고 붉어지는 것으로 이런 현상은 세균 감염으로 오인되기 쉬우나 감염에 의한 증세는 아니다. 이는 혈액 공급의 감소로 인하여 발생되는 현상이라 볼 수 있다.

이런 결과로 발 절단 현상이 일어난다. 또한 골절이 되기 쉬워진다.

다음 뼈가 굳어지고 마디가 딱딱해진다. 더 진행되면 붓고 붉어지는 현상이 자주 나타난다.

4. 궤양과 감염

당뇨병은 피부의 감각을 둔하게 만들고 면역성을 약화시킨다. 당뇨 환자임을 알게 되면 자기 스스로 치료하는데 열중해야 한다.

당뇨가 시작되었을 때 몸 관리를 위한 주의 사항을 보자.

① 담배, 커피, 술을 금해야 한다. 담배는 혈액 순환에 지장을 주고, 니코틴과 카페인도 순환계에 지장을 준다. 이 때문에 영국이나 기타 많은 나라에서도 환자가 담배를 피우면 수술을 기피한다.

② 몸무게를 줄이는 것은 발의 부담을 줄이는 데도 도움이 된다.

③ 매일 발, 다리의 상처 여부를 조사한다.

④ 발의 물집은 크게 문제시 될 수 있으므로 늘 조사한다.

⑤ 한 발의 온도가 너무 차도 문제가 있다. 양쪽 발의 온도를 잘 비교해 보자.

⑥ 발을 씻을 때 갑자기 더운 물에 넣지 말자. 발의 감각이 둔해서 상처가 나도 모를 수 있기 때문이다.

⑦ 피부가 너무 건조하면 베이비 오일이나 크림을 발라 준다.

⑧ 신발은 좀 여유가 있는 것을 신고 맨발로 샤워장이나 수영장 부근을 걷지 말자.

⑨ 양말은 목양말을 신고 신발을 신자.

⑩ 발톱을 똑바로 자르고 사마귀 등의 제거시에 화학 약품의 사용을 금하자.

⑪ 늘 상처가 안 나도록 주의를 환기시킨다. 작은 상처가 큰

상처의 원인이 되므로.

⑫ 체중 감량을 위해 운동 치료법은 권장할 만하다. 또한 혈액 순환에도 운동은 좋은 결과를 나타낸다.

⑬ 앉아 있을 때는 발을 위로 올린다. 발을 접거나 구부리고 앉는 것은 발의 혈액 순환에도 좋지 않다.

⑭ 음식물 조절에 각별히 신경을 쓰고 의사의 의견을 들어 약물 복용이 요청된다. 인슐린 주사에 의한 약물 요법도 의사의 지시에 응해야 한다. 식사 요법에서 음식은 소식을 하고 편식을 금해야 한다.

의학적으로 치료에 관심을 두어야 할 사항들이 있다.

당뇨병 환자는 작은 감염이 없고 작은 감염이나 상처가 항상 심각한 상태를 유발한다는 사고 방식을 가져야 한다.

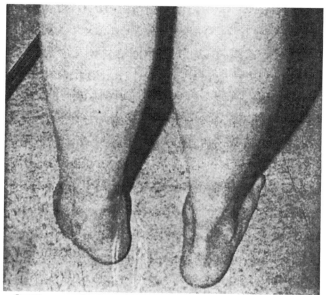

【그림 11-1-1】 차코트발의 기형(왼쪽 발)

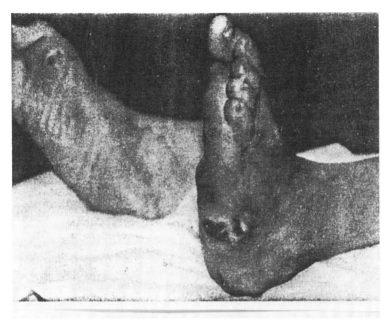

【그림 11-1-2】차코트발 기형과 궤양

비록 발톱에 문제가 야기되더라도 문제가 심각해질 수 있으므로 예방에 만전을 기해야 한다.

발에 부기가 나타나는 것은 차코트(Charcot)가 나타날 수 있음을 감지해야 한다. 작은 상처라도 오래 간직하고 있음은 부작용이 발생할 위험성이 크다.

당뇨병 환자에게서 발이 붓고 붉어지는 감염 현상은 의학상 응급상태로 간주되고 있다.

현대 의학이 많이 발달되어 수술 요법이 흥행하고 있으나 당뇨병 환자는 수술 그 자체가 쉬운 것이 아니며 위험한 상태로 볼 수 있다.

　수술 후 항생제 위주의 치료 요법은 건강을 원상태로 되돌리는 데 있어서 결코 바람직스럽지 못하다.

　항생제를 장기간 복용하면 다른 병에 대한 치유력이 점점 약해지고 고단위의 항생제가 계속 요구된다.

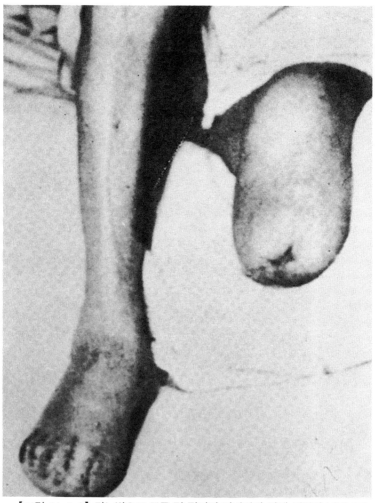

【그림 11-1-3】 당뇨병으로 무릎 밑 절단과 발가락의 절제 현상이 나타났다.

이로 인해 다른 기관 즉, 콩팥이나 간 같은데 부작용을 일으켜 다른 균에 대한 저항력이 약해진다.

2. 당뇨병과 발 관리

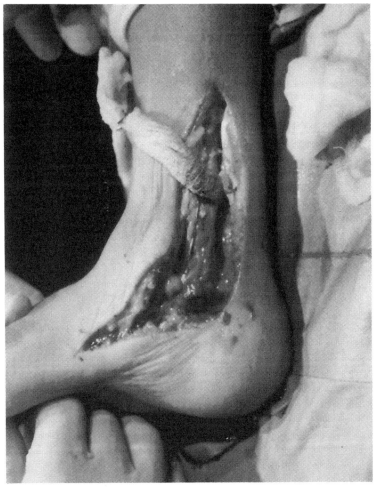

【그림 11-1-4】 발의 수술

202

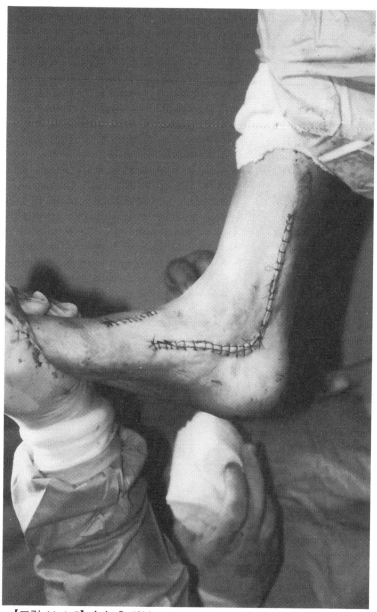

【그림 11-1-5】 수술 후 회복

당뇨병과 발 관계에서 발의 보호는 전항에서 다룬 바 있다.

당뇨병의 초기에는 혈당을 조절함으로써 말초신경 장애의 증세를 줄일 수 있으므로 내과의사와 상의하여 당뇨 약을 조절하며 운동과 식이요법으로 발의 증세를 낮게 할 수 있다. 혈당을 조절하는 것이 중요하다.

당뇨가 심해지면서 발의 마비 증세가 심해지면 발에 생기는 작은 문제, 티눈이나 살을 파고드는 발톱 등의 염증이 생기게 되므로 발을 절단하는 경우까지 가게 된다.

당뇨가 없는 사람은 티눈이나 발톱이 살을 파고 들 때 통증을 느껴서 치료를 하지만 당뇨 환자는 마비 증세가 있으므로 통증을 못느껴 염증이 생길 때까지 방치해 두거나 상태가 악화될 때까지 발견 못하는 경우도 있다.

당뇨협회의 발표에 따르면 미국 전체에서 1백만 명의 당뇨 환자가 발이나 다리를 절단한다는 통계가 나와 있다.

이와같이 당뇨는 발에 무서운 질병을 가져올 뿐 아니라 심하면 발과 다리를 잃게 되므로 미리 방지하는 것이 중요하다.

메디케어에서도 이와 같은 발의 합병증을 방지하기 위해서 특수 신발을 당뇨 환자에게 줌으로써 환자들의 발을 보호할 수 있도록 하고 있다. 이 특수 신발은 폭이 넓고 발가락 부분은 높으며, 얇고 부드러운 사슴 가죽으로 되어 있고, 신발 안의 밑창은 푹신한 것을 깔아서 발을 보호하도록 되어 있다.

당뇨 환자는 정규적으로 약 두 달에 한 번 정도 발 전문의를 찾아서 치료를 받는 것이 바람직하다. 발톱이 두꺼워져서 자르기 힘들 때 집에서 잘못 잘라서 염증이 생기면 위험하므로 발 전문의에게 맡기는 것이 안전하다.

당뇨 환자들이 지켜야 할 주의 사항들은 식이요법은 물론이고 다음과 같은 사항들이 있다.

① 작은 염증도 항상 발 전문의와 상의한다.

② 병원에 가면 항상 자신이 당뇨 환자임을 의사에게 말하도록 한다.

③ 매일 발을 깨끗이 씻으며 잘 말리고 특히 발가락과 발가락 사이는 더욱 조심해서 말린다.

④ 발을 자신의 눈으로 매일 관찰하여 물집이나 피가 나는 곳이 있나 빨간 곳이 있는가를 잘 살핀다. 발바닥은 보기가 힘들면 거울을 사용하거나 다른 사람의 도움으로라도 잘 관찰한다.

⑤ 밤에 잘 때 발이 차면 양말을 신되 전기 장판이나 전기 히터의 온도를 높이 올리는 것은 금물이다. 신경 마비로 화상의 염려가 있다.

⑥ 너무 뜨거운 물에서 목욕하는 것은 삼간다. 물에 들어가기 전에 미리 물의 온도를 측정한다.

⑦ 신발도 매일 검사하여 못이 박혀 있나, 안창이 뭉쳐 있는 곳이 있나, 작은 돌이라도 있나 검사한다.

⑧ 양말은 발목이 너무 꽉 끼는 것은 삼간다.

⑨ 좁은 신이나 낮은 굽의 신은 피한다.

⑩ 티눈약 같은 약의 사용은 금물이다.

⑪ 발톱은 똑바로 잘라야 하며 파고 드는 발톱은 발 전문의와 상의한다.

⑫ 담배를 삼간다.

위와 같은 당뇨 교육을 받은 그룹과 똑같은 식이요법, 당뇨약, 운동 등은 했으나 당뇨 교육을 받지 않은 그룹을 2년 뒤에 조사해 본 결과 발에 궤양(구멍이 나고 염증이 생기는 것)이 생긴 비율은 당뇨 교육을 받지 않은 그룹이 3배나 높게 나왔다.

이상과 같이 당뇨병 환자는 식이요법을 비롯한 발 관리를 잘하면 얼마든지 생명을 연장시킬 수 있다.

5. 당뇨병 환자의 발 보호

우리 주변에 당뇨병 환자가 점점 증가되고 있다. 당뇨병으

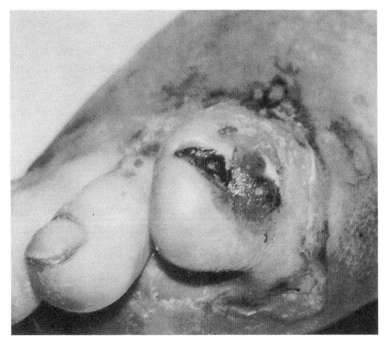

【그림 11-2-1】 당뇨병으로 발가락에 심한 궤양과 염증이 발생한다.

206

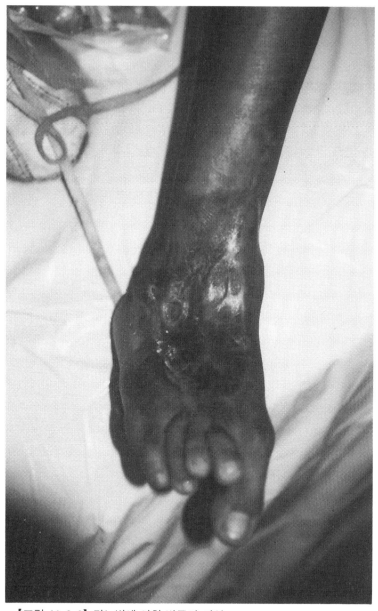

【그림 11-2-2】 당뇨병에 의한 발등의 이상

로 인해 여러 가지 합병증이 발생한다는 사실은 대부분 알고 있으나 당뇨병으로 인해 발에 이상이 생기는 사실에 대해서는 잘 모르고 있다.

당뇨병으로 인해 발을 절단하는 경우도 많다.

따라서 당뇨병 검사를 자주 받아야 하고 일단 당뇨가 있다는 사실이 밝혀지면 정규적인 발 치료가 요청되기도 한다. 전문의의 당뇨 교육을 받아야 한다. 합병증이 나타나지 않도록 주의가 요청된다.

그러면 본항에서는 당뇨병 환자일 경우 어떻게 자기 발을 보호해야 하는가에 대해서 관찰해 보자. 간단한 주의 사항이 당뇨병 환자에게는 중요하다.

당뇨병 환자의 발 보호는 그렇게 어려운 것은 아니다.

보통 사람도 발에 물집이 생기거나 베는 일은 흔히 있다. 이런 것이 크게 문제를 일으키지는 않는다.

그러나 당뇨병 환자는 이런 작은 문제일지라도 문제가 심각해질 수 있다.

당뇨병 환자의 발은 다음 두 가지 불리한 반응이 일어날 수 있다.

① 발의 마비 즉, 무감각 상태가 나타난다. 이것을 뉴로패티(Neuro pathy ; 말초신경장애증)라고 하는데 이는 발에 감각이 없어지는 것이다.

환자가 상처를 입어도 아프지 않고 고통을 느끼지 못하는 무감각 상태가 되기 때문에 작은 상처가 커져 큰 상처가 되어 염증이 커지고 결국 화농 현상까지 나타난다.

② 발이나 몸 전체의 혈액 순환이 잘 되지 않는 경우이다. 물론 혈액 순환이 나쁜 경우에는 몸 전체가 문제가 되지만 특히 다리에서 혈액 순환이 나빠진다.

다리는 심장에서 제일 먼 곳에 있기 때문에 혈액 순환의 강도가 더욱 약하다.

혈액 순환의 불량 현상은 발이 저리고, 아프고, 발톱의 색깔 등이 변한다.

당뇨병 환자는 상처의 치유 기간이 보통 사람들보다 훨씬 오랜 시간이 요청된다. 즉, 상처의 회복 기간이 오래 걸린다.

따라서 당뇨병 환자는 자신의 발 건강 상태를 자주 살펴 보아야 한다. 물집이나 벤 곳이 없나 자주 관찰해 보아야 한다.

감각이 둔해 이런 상처에 대해 자신도 잘 모르기 때문이다.

만일 눈이 이상하다가 근육의 유연성에 이상이 있으면 발의

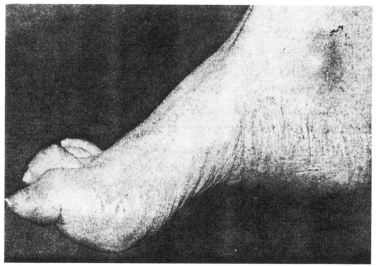

【그림 11-3-1】 당뇨병으로 발생된 발의 모습

건강 상태를 더 세밀히 조사해 볼 필요가 있다.

만일 쑤시고 열이 있으면 의사를 찾아가야 한다.

발에 티눈, 갈라짐, 물집 및 벤 곳이 나타나면 당뇨병 환자는 혼자 치료하는 것보다는 의사의 치료를 받아야 한다.

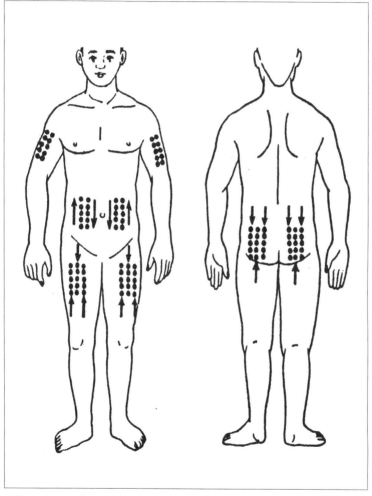

【그림 11-3-2】 당뇨 주사를 하는 부위

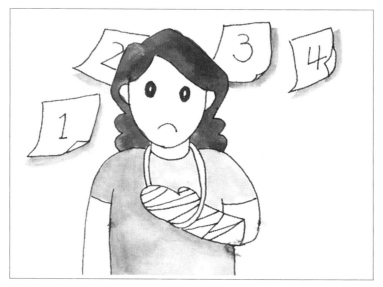

【그림 11-3-3】 당뇨병 환자는 다른 환자에 비해 상처의 치유 기간이 더 오래 걸린다.

맨발로 걸어 다니지 말자. 양말이나 샌들을 신음으로 인해 물집이 생기는 일이나 티눈이 생기는 일을 예방할 수 있다.

양말을 잘 선택하고 혈액 순환이 잘 될 수 있는 신발을 선택한다. 쿠션이 좋은 신발이 좋고 특히 아취 부분을 잘 보존해 줄 수 있는 것이어야 한다.

미지근한 물에 발을 담그고 부드러운 비누를 사용하여 발을 씻는다. 다음 발을 마사지하고 물기를 깨끗이 없앤 후 로션을 발라준다. 발톱깎기는 의사와 상의해서 잘 처리해야 한다.

담배는 혈관을 수축시키기 때문에 더욱 나쁘다. 따라서 당뇨병 환자는 금연이 요청된다.

의사와 상의해서 보행 운동 같은 가벼운 운동이 요청된다.

제12장

나이에 따른 발 문제

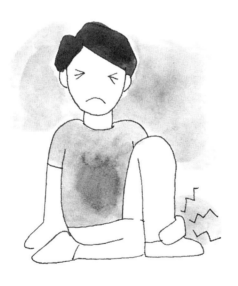

1. 아이들의 발 문제

어린이도 어른과 마찬가지로 발에 자주 상처나는 부위는 비슷하다.

허나 어린이들은 어른보다 아픈 부위나 상처 부위가 적다.

아이들은 피부나 뼈가 어른 보다 부드럽고 연하기 때문에 더 유연하게 대처하고 있다. 따라서 아이들은 어른 보다 다치는 확률이 낮다.

아이들의 발을 잘 보호하기 위해서는 다음과 같은 사항에 유의해야 한다.

1. 보온

아이들의 찬 발을 따뜻하게 해준다.

아이들의 찬 발은 어린이 몸 전체를 차게 한다. 또한 혈액 순환에 지장을 주고 감기를 들게 하며 기타 다른 병들을 유발시킨다. 따라서 발을 항상 따뜻하게 유지시켜 주어야 한다. 아이들이 외부 활동을 위해 나갈 때는 두터운 양말과 장화 같은 따뜻한 신발을 신긴다.

또한 실내 온도가 너무 낮거나 건조하면 어린이의 발을 잘 싸서 보온시키고 실내에 습기 장치를 설치해야 한다.

2. 보존(유지)

어린이의 발과 발목 근육이 긴장 상태에 있거나 압박종이 생길 위험성이 보이면 풀어주고 압박 부위의 피부를 보호해야 한다. 이런 일을 하기 위해 어린이의 신발은 쿠션이 잘 된 부드러운 재료로 만든 것을 선택해야 한다. 또한 신발이 잘 맞아서 미끄러지지 않게 하며 균형을 유지할 수 있는 신을 신기도록 해야 한다.

3. 발의 성장

어린이의 발은 빨리 자라기 때문에 신발 선정에 자주 신경을 쓰고 항상 발에 맞게 신발을 바꿔 주어야 한다.

어린이의 신발을 오래 신기다 보면 너무 작아져서 아이의 발가락이나 발에 마찰을 주어 발과 발가락의 성장에 지장을 줄 수 있다. 따라서 몇 주마다 아이들의 발을 조사하고 이에 따라 신발을 선택해 주어야 한다. 만일 부모가 하기 어려우면 의사의 조언을 들어야 한다.

어린이의 신발은 언제나 꼭 맞는 것보다는 약간의 여유가 있는 것이어야 한다. 어린이들은 발이 빨리 자라기 때문에 같은 신발을 오래 신을 수는 없다.

4. 한밤중의 발 통증

어린이 중 2~5세 정도일 때 밤에 발에 쥐가 발생하여 고통을 받고 우는 경우가 있다.

대부분의 의사들은 이런 현상을 호소해 오는 부모에게 자라기 위한 현상이라고 가볍게 넘겨 버린다.

사실 이런 현상은 낮에 어린이가 놀이를 더욱 심하게 하여 피곤했다든가, 다리에 너무 긴장 상태가 오래 지속되었다든가, 발을 낮은 온도에 노출시켰다든가, 잠자는 위치가 좋지 않아 혈액 순환이 잘 되지 않아 나타나는 경우가 많다.

이 무렵 고통을 호소해 오면 그 경련 부위를 잘 마사지해 준다. 또한 어린이가 자고 있는 방의 온도를 춥지 않도록 잘 보온해 준다.

5. 습진과 사마귀

어린이는 맨발로 있다가 실외로 신발없이 뛰어나가는 수가 많다. 이로 인해 발병에 감염될 확률이 높아진다. 또한 아이들은 성인보다 발바닥에 사마귀가 생긴다든가 발에 습진이 생겨 고통을 받는 경우가 많다. 아이들이 맨발로 습한 곳을 다닐 때 습진 감염 위험을 수반하고 다닌다. 따라서 아이들에게 목양말 같은 흡습성이 뛰어난 양말을 신기는 것이 좋다.

목욕 후 발을 잘 씻겨 주고 물기를 전부 제거시키고 잘 말려 주어야 한다.

6. 미래 문제의 신호

아이들은 출생시 일반적으로 평발로 태어나지만 4~5세가 되면 아취가 생긴다. 허나 아이들 중에 성장해서도 평족으로 계속 남아 있다든가 비정상적으로 높은 아취를 계속 유지하고 있다면 발 전문의를 찾아가 조언을 받아야 한다.

이 무렵의 의학적 치료는 성년에 가서 심해질 수 있는 통증을 예방하는데 공헌한다. 이 무렵 수정하지 못하면 성년이 되어서는 수정이 더욱 어렵고 고통을 당해야 한다.

7. 운동

어린이가 보통 운동을 시작할 때 어떤 신을 신었는지 잘 관찰해 보아야 한다. 약간의 여유가 있고 잘 맞는 신을 신어야 한다.

신발에 관한 선택 문제 등은 별항을 참조하기 바란다.

8. 기형

어린이 중에는 출생 때부터 문제의 발을 소유하는 수가 있다. 이런 발은 빨리 교정해 주어야 한다. 때로는 수술을 요하는 심각한 경우도 있다.

다행히 어린이 발의 문제점은 교정하기가 쉽다.

클럽 발(Club ; 발이 안쪽으로 구부러진 것)과 웹 발가락(Webbed Toe ; 발가락이 물갈퀴같이 된 것)은 깁스 붕대를 하여 교정할 수 있고 패드나 브래스 또는 특별히 만들어진 어린이 신발로 교정할 수 있다.

오버랩핑 발가락(Overlapping Toes ; 발가락 위에 다른 발가락이 덮는 현상)은 어린이 발에서 흔히 볼 수 있는데 이런 발가락은 똑바로 자라도록 훈련시키고 고정시킴으로서 교정이 가능하다. 중족골 내전근(Metatarsus adduclus)은 발가락이 양쪽으로 구부러진 것을 중족골의 위치로 돌리는 것으로 정형외과 추천 신발과 운동 및 정형외과 치료로 교정이 가능하다.

여기서 명심해야 할 것은 아이들의 발에 이상이 있을 때는

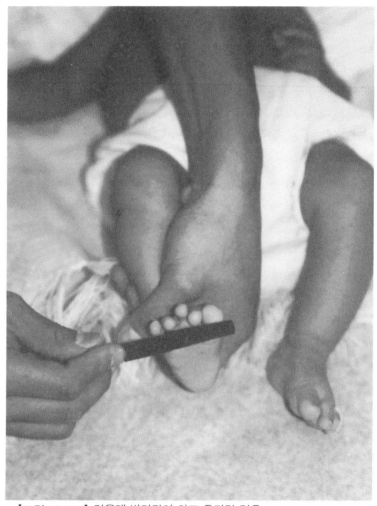

【그림 12-1-1】 가운데 발가락이 위로 올라간 경우.

빨리 병원에 찾아가 발 전문의의 조언을 받아 교정해야 한다.
　어릴 때는 교정이 쉽다. 따라서 발 교정은 빠를수록 좋다는
데 명심해야 한다.

2. 임신 중의 발 관리

임신 중에는 발이 아픈 경우가 많다. 그 이유는 체중의 증가로 발이 받는 압력이 가중되기 때문이다.

이런 가중된 압력으로 인대나 근육 자체가 보통 때와는 달리 압력과 조임을 받게 된다.

이런 현상은 임신 중 호르몬의 변화가 인대에 압력을 주는 이유도 있다. 임신으로 인해 체내 호르몬의 변화가 일어나 인대를 풀라는 지시를 받는다. 다음 이것이 아기가 있는 배에 가서 배의 피부를 크게 하라는 명을 내린다. 이런 현상은 인대의 해이 때문이다. 이런 영향으로 발이나 발목이 휘어지거나, 발을 삐거나, 굳은 살을 만들 기회가 많고 발 뒤꿈치가 아플 가능성이 커진다. 특히 발의 아취에 문제가 생겨 발 뒤꿈치가 아프고 굳은 살이 생길 수 있다.

호르몬의 변화는 몸 전체에서 일어나지만 특히 피부를 건조시킨다. 발의 건조가 심하면 발의 뒤꿈치에 금이 생기고 피부가 거칠어진다.

임신 중에는 혈액 순환이 잘 되지 않아 발목이나 발이 잘 붓는다. 이런 증세는 다행히 출산 후에는 다시 원상으로 회복된다.

그때까지는 무게에 의한 발에 부담을 주지 않기 위해 다음과 같은 주의가 필요하다.

건강한 사람일지라도 임신하면 건강한 발에 문제가 생긴다. 이런 문제를 임신 초기에 치유해야 한다. 즉, 몸이 점점 더 무거워지면 티눈, 압박종, 뒤꿈치 파열, 아취 통증 등은 더욱 악화된다. 따라서 이런 증세는 임신 초기에 치료해야 한다. 그렇지 않으면 나중에 문제가 더욱 악화되어 치유하는데 어려움이 따른다.

임신 중에는 뒤꿈치가 낮은 구두를 신는다. 아취를 잘 유지시킬 수 있는 잘 만들어진 구두를 신고 또한 쿠션도 좋은 것을 선택한다. 이런 신이어야 아취를 부드럽게 유지시킨다. 아취의 균형을 잘 유지시키는 것이 중요하다. 아취의 균형이 잘 유지되어야 발을 삐는 확률이 낮아진다.

임신한 여자가 작은 팬티를 입는다든가 작은 내의 및 양말 착용은 바람직스럽지 못하다. 이런 작은 옷들은 혈액 순환을 억제하기 때문이다.

집에 있을 때는 가능하면 신발은 슬리퍼 같은 편안한 것을 신는 것이 좋다.

임신으로 생긴 다리의 부종을 풀기 위해서는 너무 차지 않은 미지근한 물에 담그고 마사지를 한다. 임신으로 인해 자기가 자기 발을 스스로 마사지 하기가 어려우면 남편이 해 주면 더욱 좋다.

마사지의 자세한 요령은 별항에서 다룬다.

발과 발목의 부기가 심해 아프고 걷기 어려우면 의사에게 물어서 맞는 신발을 추천받아야 한다. 임신부의 인대를 강하게 하는 신발이 추천될 것이다.

임신 중에는 가급적 운동을 자제하는 것이 좋다. 이는 하지 않던 일을 구태여 시작할 필요가 없다는 것이고 지금까지 하던 일은 지속해도 된다. 단, 무리가 되지 않는 범위 내에서 하면 되는 것이다.

걷는 것이 임신부에게는 좋은 운동이다. 특히 발이나 발목 건강에 걷는 운동이 좋다. 달리는 운동은 무리다. 걷는 것은 발의 인대나 근육에도 좋고 혈액 순환에도 공헌한다. 동시에 등에서 오는 통증도 풀어주고 살갗에 튀어나오는 정맥의 돌출도 막아준다.

발 자체가 늘 부어 있다면 습한 외부 환경에서 걷는 것은 바람직스럽지 못하다. 또한 임신 후반기에는 운동량을 줄인다.

일상적인 일에도 발에 피곤이 오고 일하기 어려우면 '발의 활성화'를 위한 항목을 참조하여 발의 재충전에 노력해야 한다.

부기를 가라 앉히기 위해 기회 있을 때마다 발을 높이 올려 놓는 것이 좋다. 이로 인해 발의 부기나 스트레스를 감소시키는데 도움을 얻는 것이다.

임신부의 발에서 자주 나타나는 건조한 피부는 로션이나 습한 크림을 발라 주면 도움을 얻을 것이다. 특히 목욕이나 샤워를 한 후 로션을 발라주는 것은 피부에 공헌한다.

3. 노인층의 발 문제

많은 발의 통증은 치료를 곧 하지 않으면 시간의 경과와 더불어 더욱 악화된다.

나이가 들어 노령이 되면 발에 문제가 많이 발생한다.

나이가 들면서 발톱이 두터워져 문제를 일으키는 경우가 있는가 하면 압박종(굳은살)이 더욱 커져서 고통을 주는 경우도 있다.

굳은살을 예방하기 위해 신발에 패드를 붙여서 굳은살 부위를 보호하는 방법이 있다.

또는 굳은살이 있는 발을 물에 담그고 또는 목욕 후 부석으로 굳은살 부위를 제거하는 방법도 도움이 된다. 굳은살에 대한 자세한 방법은 별항에서 다루었다.

만일 굳은살 자체가 계속 많은 고통을 주면 의사를 찾아가 죽은 살을 제거해야 한다.

노인들의 발에서 흔히 나타나는 현상으로 발톱이 두터워지고 발톱이 속으로 자라는 경우가 나타나는데 이를 예방하기 위해서 발톱을 주기적으로 잘라 주어야 한다. 이때 둥글게 자르지 말고 똑바로 잘라 주는 것이 좋다. 다음 신발은 끝이 뾰족한 것을 피하고 앞이 넓고 편한 신을 선택하여 신어야 한다.

그리고 발톱은 항상 깨끗이 하고 발을 건조시키는 파우더를 사용함이 좋다. 파우더는 습한 발을 건조시키는데 공헌하고 곰팡이 감염을 예방시켜 준다.

발톱이 너무 두터워 스스로 자르기 곤란하면 발 전문의의 도움을 받아야 한다. 만일 발톱을 그대로 방치해 두면 통증이 증가되고 미생물의 감염 확률이 높아진다.

나이가 들면 피부는 탄력성을 잃고 습기를 잃어 건조해진다. 이런 현상은 자연스러운 것으로 어쩔 수 없다.

습기를 잃어 건조하게 된 건조 피부를 치료하는 법은 별항에서 다루었다.

나이가 들면 발바닥에 기름기가 없어지고 발바닥이 얇아지며 약해진다. 어린이들 발과 비교해 볼 때 노인 발은 통통한 맛이 없고 건조하며 지방분이 없으며 연약하다. 따라서 노인들은 발병이 자주 나타날 수 밖에 없다. 이로 인해 노인들의 발은 신경

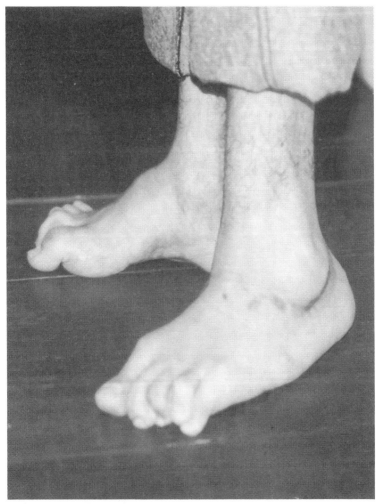

【그림 12-3-1】 노인발의 기형

222

성에 의한 근육통이나 교원질(결제 조직)병이 잘 나타난다.

이런 병을 예방하기 위해 신 내부에 쿠션을 잘 부착시킨 구두를 맞추어 신으면 도움이 된다.

계속 고통이 오면 병원에 가서 의사의 조언을 들어야 한다.

병원에서는 교원질 주사를 주거나 지방분을 이곳에 이식 시키기도 한다. 그러나 이런 결과가 얼마나 효과가 있는지는 좀 더 연구 결과가 필요하다고 본다. 물론 이런 수술은 간단하다.

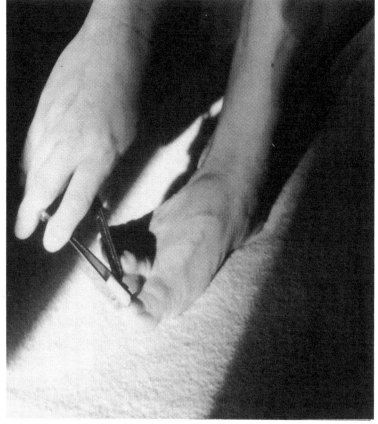

【그림 12-3-2】 발톱 깍기에 주의

제13장

걷기 운동

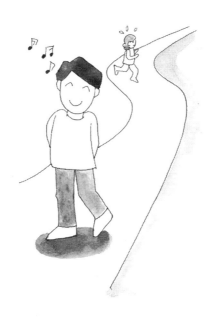

1. 바른 걸음걸이

걸음걸이의 자세는 대단히 중요하다. 걸음걸이의 자세가 좋지 않으면 등, 목, 어깨 등에 부담을 주어 쉽게 지치고 피곤하게 되며 걸음 속도도 느리게 한다.

최근 「올바른 걸음걸이」라는 책의 저자인 캐세이 마이어스는 미국의 건강지 헬스지에 잘못된 걸음걸이를 다음과 같이 지적하였다.

① 고개를 숙이고 걷는 것은 좋지 않다. 머리를 숙이고 걸으면 목과 어깨 근육에 무리를 주게 된다. 고개는 세운 채 시선은 5~6m 전방을 응시하고 걷는 것이 좋다.

② 비만인 사람들이 흔히 저지르는 잘못된 걸음걸이는 다리를 많이 벌려 걷는 것이다. 이 자세로는 빨리 걸을 수도 없고 상체를 흔들리게 해 안정감이 없다.

③ 많은 사람들이 빨리 걷기 위해 팔을 쭉 펴고 높이 들어 올리는 경향이 있는데 걸음을 더디게 할 뿐 아니라 피가 손가락에 몰려 좋지 않다. 팔꿈치는 90도 각도로 구부리고 다리의 리듬을 맞춰 가슴까지 들어 올리는 것이 좋다.

④ 빨리 걷기 위해 팔꿈치를 삐쭉 튀어 나오게 하여 걷는 사람이 많다. 이 자세는 등을 경직시키고 자연스런 걸음을 못하게 한다. 어깨 근육에도 무리를 주어 상체를 경직시킨다.

⑤ 보폭을 크게 하면 빨리 걸을 수 있을 것처럼 보인다. 그러나 빨리 걷기 위해서는 보폭을 크게 하는 것보다는 적당한

보폭으로 자주 발을 놀리는 것이 좋다. 큰 보폭은 히프를 불균형하게 만들 수 있으며 무릎에도 무리를 준다.

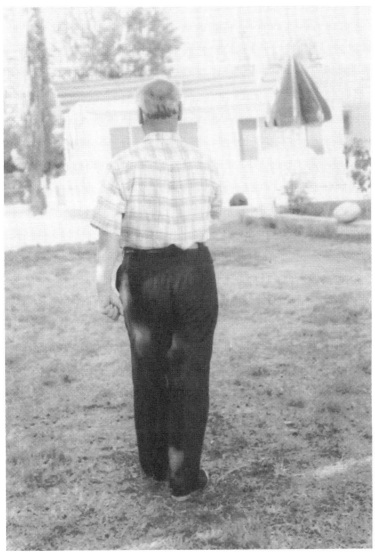

【그림 13-1-1】 바른 걸음걸이

⑥ 어깨를 움츠리고 걸으면 등이 굽고 숨쉬기도 곤란해진다. 어깨는 항상 엉덩이와 일직선이 되게 펴는 것이 좋다. 다만 곧게 펴는 데만 신경을 써 무리를 주는 것은 좋지 않으며 힘을 빼고 자연스런 자세를 유지해야 한다.

⑦ 올바른 신발 선택도 중요하다. 발 뒤꿈치에 쿠션이 있는 것으로 부드러워야 좋다. 또 꽉 끼는 신발보다는 약간 헐렁해야 발에 무리를 주지 않는다.

⑧ 터벅터벅 걸으면 무릎과 등에 무리를 주게 된다. 발 뒤꿈치부터 내딛고 나서 발 전체로 땅을 디딘다. 또 발의 한쪽 부분을 먼저 디디는 경우도 좋지 않다.

⑨ 빨리 걷기 위해 앞으로 약간 기울여 걷는 것도 피해야 한다. 이 자세는 등에 무리를 준다. 평소에 골반을 어깨와 일직선이 되게 곧게 유지하는 것이 중요하다.

2. 어떻게 걷나

걷기는 체력 관리를 위해 미국인들이 하는 운동 중에서 가장 많이 이용되는 것으로 조깅 인구보다 5배나 많다.

걷기의 장점은 일단 안전성에서 찾을 수 있다. 임산부, 노인, 비만자, 당뇨병 환자, 관절염 환자, 골다공증 환자를 비롯해 심장마비에 걸렸던 병력이 있는 환자들도 강도가 높지 않을 경우 안전하다.

또 다른 이점은 기구를 사용하지 않고 시간과 장소에 구애를 받지 않는다는 점이다. 집에서 뿐만 아니라 여행을 가서도 가능하고 체력 조건의 차이에 상관 없이 다른 사람들과 함께 할 수가 있다.

걷는 운동은 빨리 걸을수록 건강상 장점이 많아진다. 즉, 빨리 걸으면 더 많은 칼로리를 소비하게 되고 체중이 많은 사람일수록 동일한 운동량이라도 칼로리가 많이 분해된다.

한 예로 55kg의 여성이 1시간에 5km 정도의 속도로 걸으면 약 189칼로리가 소모되고 1시간에 6.5km의 속도로 걸을 경우 232칼로리가 없어진다.

그러나 82kg의 여성이 1시간에 5km을 걸으면 282칼로리, 6.5km 걸으면 348칼로리가 각각 소모된다.

또한 평탄한 길이 아닌 언덕 길을 걸으면 칼로리의 소모는 증가한다. 68kg의 체중을 가진 사람이 10도 정도의 언덕길을 1시간에 걸쳐 5km 걸으면 칼로리 소비는 500으로 늘어난다.

주기적으로 걸으면 나쁜 콜레스테롤이 체내에 쌓이는 것을 방지하는 좋은 콜레스테롤(HDL)이 증가한다.

이 콜레스테롤이 증가하면 심장마비, 골다공증, 고혈압, 당뇨병 합병증의 위험이 줄어 들고 관절염 등을 앓고 있는 사람들의 운동성이 증가한다.

또한 걷기는 신체상의 장점 뿐 아니라 정신적인 면에서도 긍정적인 작용을 한다. 스트레스를 없애고 우울증을 치료해 정신을 맑게 하는 효과가 있다.

이렇듯 걷기가 신체적·정신적 건강에 유효하지만 자세가 잘못되면 기대했던 만큼의 결과를 얻을 수 없다.

특히 자세가 나쁘면 피로를 가중시키고 각종 사고의 원인이 된다.

바른 걷기 자세는 상체를 바로 세워 귀, 어깨, 엉덩이가 일직선에 놓이도록 한다. 또한 머리는 똑바로 세우고 턱은 목쪽으로 끌어 당긴다.

어깨의 힘을 풀면서 팔꿈치는 90도를 유지해 자연스럽게 겨드랑이를 스치면서 전후로 움직이고 이때 손은 주먹을 가볍게 쥐도록 한다.

걸을 때에는 눈은 전방 4~6미터 앞을 주시하고 지면에 장애물이 많아 시선을 발쪽으로 가져가야 하는 곳에서는 운동을 삼가한다.

보폭은 자연스럽게 최대한 벌리고 무릎은 많이 굽히지 않으며 발을 옮길 때는 가급적 일직선에 놓이도록 유의한다.

걷기 운동을 오래 해 속력을 늘려야 할 경우에는 보폭을 넓게 하기 보다는 발걸음 수를 늘리는 것이 바람직하다. 신체 조건을 고려하지 않고 보폭을 늘리다 보면 무릎에 이상이 생길 수가 있으니 각별한 주의가 필요하다.

언덕길을 올라갈 때에는 당연히 상체가 앞으로 숙여진다. 그러나 의식적으로 상체를 바로 세우려는 노력을 하고 턱을 목으로 당겨 시선은 전방을 쳐다 보아야 한다.

평지와는 달리 보폭이 좁아지면 무릎이 굽혀지게 되는데 이때에는 무리하지 않도록 특히 조심해야 한다.

언덕길의 각도가 클수록 발에 전달되는 체중이 가중되기 때문에 각종 사고의 원인이 될 수 있다.

또한 걷기 전에 발목 관절을 돌려 경직을 풀어주는 운동도

해야 한다.

걸을 때에는 신발의 선택도 중요하다.

부드러운 재질로 된 신발을 택하되 발꿈치 부분은 단단해 발목 부위를 지탱해 주는 것이 좋고 신발 바닥은 쿠션이 있어 푹신한 느낌을 주어야 한다.

또한 신발 크기는 조금 넉넉해서 발가락 부분에 약간의 공간이 있어야 한다.

걷기 운동을 한 후에 신발의 바닥이 불규칙적으로 닳았거나 다리, 무릎, 엉덩이 등에 불편한 증상이 생기면 신발에 적절한 패드를 넣고 다시 시도해 볼 필요가 있다.

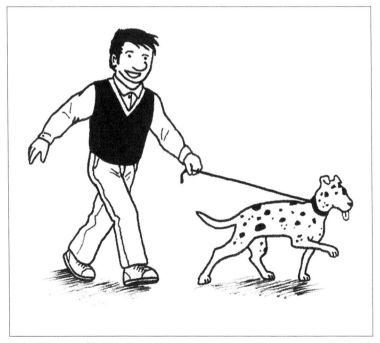

【그림 13-2-1】 개와 같이 산보

물건을 들고 걷는 것은 피해야 한다. 체중 이외에 물건 무게가 발목이나 무릎에 전달되는 것을 방지해야 한다. 손에 물건을 들고 운동을 하면 칼로리의 소비는 늘어나지만 팔뚝에 이상을 가져올 수가 있다.

전문가들은 약 2.3kg 이내의 물건을 등에 메고 뛰는 것은 신체에 아무런 이상이 없다고 한다. 이럴 경우에도 항상 상체는 세우고 어깨에 힘을 빼고 걸어야 한다고 말한다.

3. 15분 걷기 운동

일본의 S대학 체육학과 아오끼 교수가 연구한 것을 발표한 것을 간추려 싣는다.

제목은 〈12분 간 보행 테스트〉이다.

12분 간 걷기는 걷기를 시작하기 전에 몸, 어깨, 허리, 발목 등을 충분히 준비하고 전후좌우 굴신운동을 한다.

50cm 전방의 벽이나 나무에 손을 대고 뒤꿈치를 붙인 채 몸을 눕혀 아킬레스 건을 충분히 펴는 운동을 하고 가능한 한 빨리 걷는다.

12분 간 걷는 양은 60세 이상이나 저조한 사람은 900m 걸을 수 있고, 20세 전후의 남자는 1,870m까지 걸을 수 있다.

이 보고서는 남자 26명, 여자 34명을 합쳐 60명의 남여 노약자를 상대로 1개월 동안 수검하여 본 결과 변비를 완치한 남자 11명, 여자 23명을 포함해 지병에 좋은 효과를 얻을 수 있었다고 기록하고 있다.

아오끼 교수가 이 테스트에 왜 12분을 정했는지는 알 수 없지만 지금까지의 보행 운동 시간인 30분 대를 기준으로 생각했을 때 상당히 단축한 시간임에는 틀림이 없다.

요즈음 젊은이의 속성에 쿼터리즘(quarterisn ; 15主義)이라는 것이 있다.

젊은이의 관심의 지속 시간이 15분으로 단속(斷續)된다는 것이다.

신문을 보는 시간도 15분에 끝나고 잡지를 보는 시간도 15분 분량 만큼만 보게 되고 수필류도 15분대에 읽을 수 있는 분량이 인기가 높다는 것이다.

이 쿼터리즘의 촉매제로 체질화시킨 것이 텔레비전이다.

텔레비전의 프로의 기준이 15분 단위로 편성되고 있다.

이것은 젊은이들의 정신력 시한을 의미하기도 한다.

이를테면 무엇인가 참아내는 지속력이 약해지고 무엇인가에 열중하는 집중력이 약해진 것이 그 단적인 증거다.

이것은 15분을 넘기면 생체시계(生體時計)가 권태를 느끼기 때문이다.

옛날 농촌의 생체 시간은 두 시간 단위였다.

모를 심거나 김을 매거나 나락을 벨 때도 두 시간 단위로 허리를 펴고 가마니를 치거나 꼴을 베어도 두 시간 단위로 쉬었고, 먼길을 걸을 때도 두 시간 단위로 잠시 쉬어 갔다.

옛날 농민의 쿼터리즘에 비하면 요즘의 젊은이의 지속력이 1/8로 줄어든 셈이다.

이제 보행도 30분대에서 1/2로 줄여 15분 간 걸을 수밖에 없을 것이다.

아침 산책길이나 약수터 나들이에 신선한 공기와 신선한 약수를 마시며 걷는 시간도 15분 단위로 걷고, 15분의 배인 30분으로 쿼터리즘에 적용되어야 한다.

보행은 1분에 평균 108보로 보는데 속보는 120보로 걷는다. 1분에 120보는 ×70cm(보폭)=84m를 걷는다. 이에 15분이면 1,260m를 걷는다.

15분 간의 보행이면 신진대사가 촉진되고 소화 기능을 비롯한 제기능이 활발해지게 된다.

출근 시간에 15분, 퇴근 시간에 15분씩으로 나눠서 걷도록

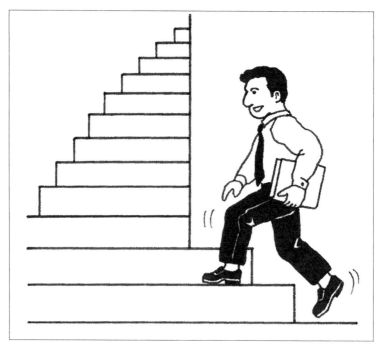

【그림 13-3-1】 계단 오르기 운동

하여 보자. 고층 건물에서 엘리베이터를 이용하지 말고 걸어서 올라가고 걸어서 내려가 보자. 603cm 가량 되는 대(臺)에 아무 것도 잡지 않고 다리만으로 올라설 수 있으면 다리와 허리의 힘은 장년 못지 않다고 하겠다. 60세에 그것을 할 수 있으면 훌륭하다며 케네디 대통령은 거실에서 의자에 오르내리는 연속 운동을 하자고 특히 주부들에게 권고한 바 있다.

4. 걷기 운동과 질병

건강을 증진시켜 주는 에너지 소모량의 상한선이 주 3,500칼로리 정도. 그 이상의 결렬한 운동을 한 사람 중에서는 오히려 건강에 손상을 가져온 경우가 발견되었다.

이와 같은 에너지의 소모량을 실제 운동으로 적용한다면 몸무게 50kg 되는 사람이 시속 5km 산보를 해서 주 2,000칼로리를 소모하려면 1일 285칼로리를 소모해야 한다.

1분에 3.9칼로리로 285칼로리를 소모하려면 73분을 걸어야 한다.

사회 체육으로 걷는 운동은 우리가 늘 이용하고 있고 또한 많이 이용되도록 권장되어야 하기 때문에 보행 운동의 운동량과 사망률을 조사함으로써 이같은 사실이 발견되었다.

걷기 운동은 서 있을 때보다 약 배의 열량이 필요하고 뛸 때보다는 그 절반에 가까운 열량이 필요하다. 걷기 운동이 전신 운동으로 각종 질병에 어떤 효과가 있는지를 알아 본다.

234

■각 운동의 1분당 에너지 소모량 (단위 : kal)

운동의 종류	몸 무 게			
	50kg	55kg	65kg	85kg
에어로빅 댄스	5.83	6.58	7.83	8.58
자전거 타기 시속 16km	5.50	6.25	7.41	8.16
〃 32km	11.66	13.25	15.58	17.16
골 프(캐디 없이)	3.25	3.75	4.41	4.91
등 산(9kg 배낭 지고) 시속 3.2km	3.91	4.50	5.25	5.83
〃 6.4km	5.91	6.66	7.91	8.75
조 깅 시속 6km	8.58	9.75	11.50	12.66
〃 13km	10.40	11.90	14.10	15.50
계단 오르기 보통 속도	5.90	6.70	7.90	8.80
빠 르 게	8.70	14.80	17.60	19.30
수 영 느 리 게(분속 18m)	3.91	4.50	5.25	5.83
보통 속도(〃 36m)	7.83	8.91	10.50	11.58
테니스 단 식	7,83	8.91	10.50	11.58
복 식	5.58	6.33	7.50	8.25
산 보 시속 5km	3.90	4.50	5.30	5.80
〃 6.5km	4.50	5.20	6.10	6.80

• **적당한 운동량 환산법** : 먼저 자신과 같은 몸무게로 자신이 하려는 운동을 했을 때의 1분당 에너지 소모량을 찾아낸다. 자신이 1주일에 소모하고자 하는 에너지량을 1분당 에너지 소모량으로 나누면 1주일 간 해야 할 운동의 시간이 분으로 계산돼 나온다. 이 수치를 7로 나눈 것이 하루에 해야 할 운동 시간이 된다.

1. 고혈압, 저혈압

최대 산소 섭취량 50% 정도의 운동 강도가 혈압 변화에서 강압 효과가 확인되었다.

걷는 시간을 하루 30분 간 3km를 걷는다면 10~20주만에 최고 혈압 20, 최저 혈압 10을 낮출 수 있다.

저혈압의 경우는 30초는 빠르게 걷고 30초는 보통으로 걸으면 효과가 있다.

2. 요통 관절염

걷기는 관절의 통증을 경감시키는데 탁월한 효과가 있다.

운동을 할 때는 뇌에 마취작용을 하는 엔돌핀(척추 동물의 신경에 들어 있는 진통 효과를 지닌 물질)이라는 물질이 분비되어 류머티스의 통증을 줄여 주며 동시에 근육의 쇠약을 막고 말초 혈행에도 도움을 준다.

또한 요통이 생기는 최대 원인은 30대가 넘어서면서부터 허리와 뼈의 근육이 쇠퇴하기 때문으로 이를 예방하고 해소하는 데는 걷기 운동이 좋다.

특히 오너드라이브와 사무직 종사자들은 복근(腹筋)과 배근(背筋)의 밸런스가 유지되도록 많이 걷도록 권고하고 계단을 이용하여 걷는 것이 좋다.

3. 동맥경화

걷는 것은 인간의 가장 기본적인 능력으로 이 능력을 제대로 발휘해 주지 못하면 여러가지 체조(體調)에 이상이 나타나는데 그 중의 하나가 동맥경화이다.

동맥경화는 본인이 전혀 느끼지 못하는 사이에 서서히 진행되는데, 혈관의 내벽이 좁아져 혈행이 나빠지면서 일어나는 질병으로 이를 방지하려면 하루 20~30분 정도의 걷기 운동이 효과적이다.

보행이 이러한 지병과도 깊은 관계에 있음으로 걷기 운동을 결코 소홀히 지나쳐 버릴 수는 없다.

5. 뛰지 말고 걸어라

과거에 걷는 운동은 운동으로 취급하지 않았다.

그러나 1993년 이후 여러 보건 연구기관에서 걷는 운동의 중요성에 관한 보고서를 많이 발표했다.

그 동안 뛰는 것만이 참 운동인 것으로 취급했고 생각해 왔으나 이는 잘못된 사고 방식이었다.

뛰는 운동은 한 발자국씩 뛸 때마다 자기 몸무게의 3~4배를 자기 관절에 압력을 주는 결과를 가져온다. 이런 압력은 건강한 무릎이라도 놀라운 압력을 받게 된다.

특히 관절에 약간이라도 이상이 있는 사람은 뛰는 운동은 크게 문제를 야기시킬 수 있다.

시멘트 바닥에서 뛰는 것은 건막류, 햄머발톱, 티눈, 상처받은 발톱, 뒤꿈치 이상 등을 가져올 수 있다.

걷는 운동은 몸무게를 줄이는데 공헌한다. 1.6km를 걸으면 100칼로리를 태운다. 즉, 3.2km만 걸으면 200칼로리를 연소시키는 결과를 가져온다.

걷는 운동으로 인해 체내 칼로리를 소모시킬 뿐만 아니라 몸 자체 내에서 에너지 소모를 지속적으로 진행시킨다.

걷는 동안에만 에너지가 소모되는 것이 아니라 걷는 운동 후 약 6시간 정도는 체내 지방분을 계속 소모시키고 있다. 그렇기 때문에 걷는 운동은 건강에 많은 도움이 된다는 결과를 가져온다.

보통 시간당 5∼8km 정도 걷는 것은 가벼운 운동이며 보행인데 이런 속도의 운동을 20∼30분 정도 지속하면 에어로빅 운동을 하는 것과 같다.

에어로빅 운동은 리듬을 맞추어 쉬지 말고 활발히 한다면 걷는 운동을 하는 것과 같다.

운동을 활발히 하면 심장과 허파의 산소 공급에 도움을 준다. 이로 인해 근육의 산소 공급에도 좋은 영향을 주게 된다.

에어로빅 운동은 심장, 혈관 및 조직으로 혈액을 펌프해 주고 산소를 공급해 주는 작용을 하는데 공헌을 한다. 따라서 에어로빅 운동은 심장, 허파 및 근육 자체의 원동력을 자극해 준다. 이로 인해 혈액 순환을 잘 되게 해 주며 피 속의 콜레스테롤을 낮추어 주기도 하고 낮은 콜레스테롤을 정상으로 올려주기도 한다.

이로 인해 결국 동맥 활동을 좋게 돕는다.

규칙적인 에어로빅 운동은 혈압 조절, 심장병 억제, 심장마비 억제에 도움을 준다.

지난 20년 동안 연구한 것을 1989년에 발표한 바에 의하면

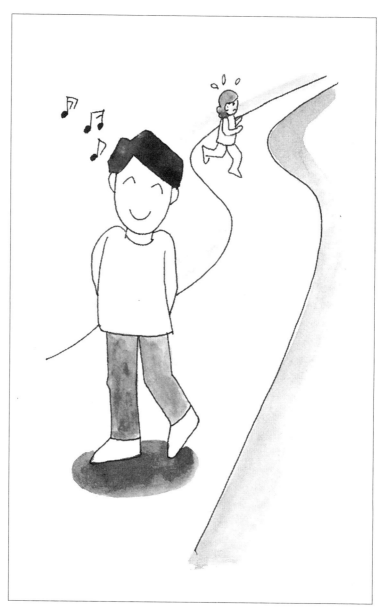

【그림 13-5-1】 뛰는 것보다 걷는 것이 건강에 더 좋다.

걷는 운동은 심장마비를 28%나 감소시켰다고 보고한다.

걷는 운동을 주기적으로 함으로 금연에 공헌했다. 걷는 동안에는 담배를 피우지 않기 때문이다. 또한 금연으로 기분이 착잡하고 이상함을 느끼는 경우가 있으나 걷는 운동은 이것을 잊게 한다.

또한 천식 환자에게도 걷는 운동은 도움이 된다.

걷는 운동이 변비에도 공헌한다는 보고서도 나왔다.

물론 상기의 병들이 심할 때는 의사와 상의해서 걷는 운동을 함이 좋다.

걷기 운동으로 암도 예방할 수 있다는 사실이 밝혀지고 있다.

걷는 운동은 다리의 건강과 조건을 양호히 해준다.

걷는 운동은 뛰는 운동보다 몸무게에 의한 관절에 부담을 주지 않아 추천할 만한 운동이다.

걷는 운동은 관절 뿐만 아니라 건약류, 통풍과 같은 병에 걸릴 확률을 낮추어 주고 있다.

걷는 운동은 골절 예방과 골다공증 예방에도 공헌한다. 워싱턴 대학의 연구 보고서에 의하면 폐경기 부인이 걷는 운동을 시작함으로 Bone Mass 증진에 도움을 주었다는 것이다.

정신적 육체적인 건강을 유지시켜 나가는 것이라면 자연스런 모습으로 걷는 운동을 권장하고 있다.

비만인은 뛰는 것이 심장에 크게 부담이 되므로 위험한 것이며 같은 거리를 갈 때 뛰는 것보다는 걷는 것이 지방질의 소모량이 많다고 하다.

발바닥 전체에 골고루 자극을 주는 것이 좋은데 이런 면에

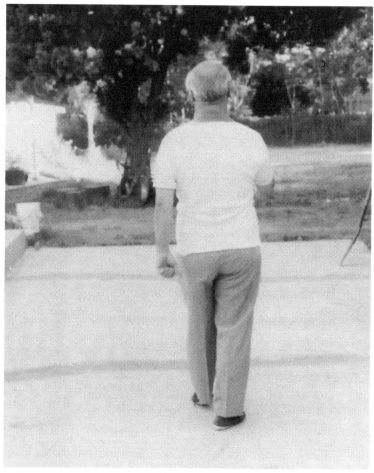

【그림 13-5-2】 걷기 운동은 다리의 건강은 물론 온몸의 건강 밸런스에
도 도움을 준다.

서 볼 때 뛰는 것보다는 걷는 것이 더 바람직하다는 결론도 나
와 있다.

6. 어떤 운동이든 점진적으로

걷는 운동은 물론이요, 다른 운동일지라도 점진적으로 운동량을 증진시켜야 한다. 특히 처음 시작하는 운동은 더욱 그렇다. 그렇게 하지 않으면 그것은 운동이 아니고 통증을 유발할 수 있다.

모든 운동이 그러하듯이 걷는 운동도 점진적으로 강도를 증진시켜야 한다.

처음 시작하는 사람은 하루 20분 정도 일주일에 3번 정도 함이 좋다. 다음에는 일주일에 하는 횟수를 늘일 수 있다. 3~4개월 후에는 매일 45분 정도 주 5회를 하여도 무방하다.

이렇게 지속하여 한 시간에 5km 속도로 진행하면 에어로빅 운동과 같은 좋은 결과를 가져온다. 그러나 위와 같이 속보를 하지 않는다 하더라도 걷는 운동은 뼈의 근육과 뼈의 건강에 도움을 준다. 뼈의 사고를 예방하기 위해 운동 전에 근육과 건의 확장 운동이 필요하다.

근육 및 건의 확장 방법은 별항에서 다루었다.

또한 운동 전후에 하는 준비 운동(Worm up)과 마무리 운동(Cool down) 방법은 별항에서 다룬다.

걷는 운동에는 다음과 같은 세 가지 방법이 있다.

① 완보(Slow Walking)

② 에어로빅(Fitnss Walking)

③ 올림픽 형의 경주형 걷기

경주형 걷기는 무릎을 구부리지 않고 다리를 똑바로 하며 히프를 흔들면서 팔을 구부려 손을 펌핑하듯 위 아래로 하면서 시간당 11~13km 속도로 걷는 운동을 말한다. 이런 운동은 육체적으로 건강한 사람들이 할 수 있는 운동이다.

일반인에게 권하는 운동은 에어로빅 운동과 같은 적당한 걷기이다.

만일 평균적인 운동이라고 하면 발목이나 손목 등에 부담을 주어서는 안 되는 것이다.

뼈가 확대된 곳에 힘을 주면 상처가 커질 수 있다.

지나친 걷기 운동은 바람직스럽지 못하다. 걷는 운동으로 숨이 가쁘면 좋지 않다. 걷기 전문가도 때로는 지나치게 하는 경향이 있다.

걷기 운동으로 근육이나 건에 부담을 주어 피곤을 느낄 정도가 되면 중단하여야 한다. 이로 인해 다리 근육과 건에 통증을 유발시킬 수 있다.

지나친 걷기 운동으로 몸에 탈수현상이 일어나 물을 많이 보충해 주어야 하는 경우도 나타난다.

걷는 운동은 혼자 하는 것보다 몇 사람이 모여서 같이 하는 것이 좋다. 부부가 같이 하는 것도 권장할 만하다.

많은 쇼핑몰(Shopping Mall)에 아침 일찍 걷기를 위해 사람들이 모이도록 장소를 제공해 주기도 한다. 개업 전에 공간 이용을 허용한 의도이다. YMCA나 YWCA에서 이런 모임을 주선하기도 한다.

다음과 같은 경우는 의사의 조언이 필요하다.

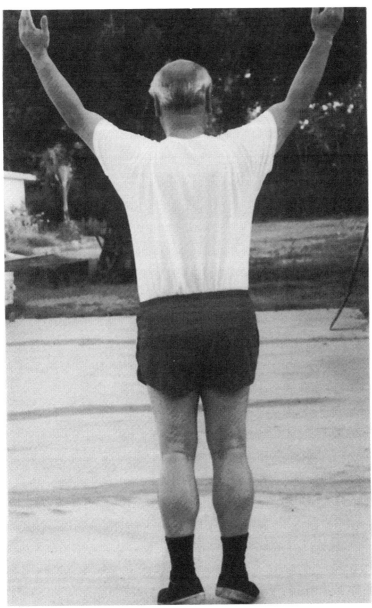

【그림 13-6-1】 에어로빅을 위한 준비 운동

① 50세가 넘는 사람으로 규칙적인 운동을 안했을 경우 몸에 이상이 생긴 경우

② 체중이 너무 무거워진 경우

③ 식은 땀을 흘린다거나 허약 체질 현상이 나타날 경우

④ 고혈압이나 심장병으로 고통을 느낀 경험이 있는 사람

⑤ 동맥이나 다른 뼈 관절에 문제가 발생했을 때

⑥ 당뇨병 같은 의학적 문제가 있는 사람

많은 사람들이 걷는 운동으로 건강에 도움을 받고 있다. 이런 걸음의 강도나 지속 시간에 대한 조언을 의사들은 해주고 있다.

의사의 조언을 받는 자세는 좋은 일이다.

7. 체중 감량과 식성

몸이 무거우면 발에 체중이 더욱 가중되게 된다. 걸을 때 각 걸음 걸음에는 자기 체중의 1.5배를 각 발에 가중시킨다. 특히 걷는 발의 앞발에 압력을 더 가중시킨다.

많은 사람들은 하루 평균 11~16km를 보통 일상 생활에서 걷는다.

만일 티눈, 압박종, 건약류, 햄머 발가락, 발 뒤꿈치 갈라짐, 뉴로마, 힐스퍼 같은 발 문제가 있다면 그곳에 더욱 압력을 가해 걸음 운동으로 인한 고통을 받는다. 이런 경우 체중 감량에 더욱 신경을 써야 한다.

다른 문제로 발톱 같은데 문제가 있으면 체중 감량에 들어

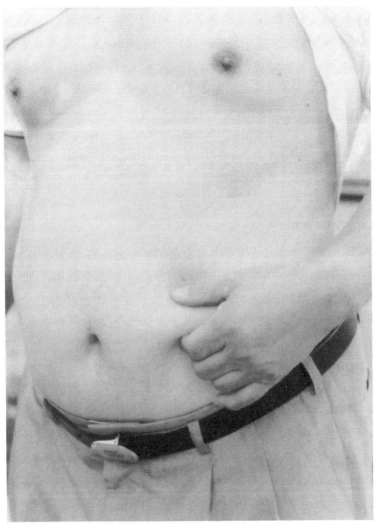

【그림 13-7-1】 배에 지방이 너무 많은 사람의 배

가기 전에 영양 결핍 현상이 나타나지 않도록 영양에 신경을 써야 한다.

다이어트나 운동은 체중을 감량시키는데 모두 좋은 방법이다. 이중 걷기 운동 같은 것은 다리에 더욱 힘을 준다.

운동을 하면서 음식을 마음껏 먹으면 체중 감량에 더 오랜 시간을 요한다. 따라서 음식 조절과 운동을 동시에 지속해야 체중 감량에 효과가 크다.

환언하면 다이어트 계획을 잘 세우지 않고 운동만 계속하더라도 체중은 감량될 수 있으나 장시간이 요청된다.

하루 5km씩 주 5일 걸으면 주당 몸무게에서 0.2kg씩을 줄일 수 있다.

또한 다이어트를 하면서 운동을 하지 않으면 역시 체중 감량이 가능하다.

그러나 이런 경우 감량된 체중의 1/3은 지방분이 소모된 것이 아니고 근육에서 감량이 오게 된다. 근육층을 잃어 감량되는 것은 바람직스럽지 못하다.

자기의 체중이 보통인지 과체중인지는 의사에게 묻거나 표준 체중표를 보면 알 수 있다.

또한 펀치 테스트(자기 손으로 자기 배 가죽을 쥐어 보는 것)로도 알 수 있다. 배의 군살 1/4 인치(1인치는 약 2.54cm)를 빼기 위해서는 4.5kg을 감량시켜야 한다.

몸무게를 줄이기 위해서는 의사와 상의할 필요가 있다.

자기 배의 가죽을 쥐어서 그 두께를 짐작한 후 몸무게를 줄일 양을 짐작할 수도 있다.

배 가죽의 두께 1인치를 줄이려면 몸무게 18kg 정도를 줄여야 한다.

8. 아시아 3국 여인의 발걸음

1900년도를 기점으로 동북 아시아 3개국 즉, 중국, 한국, 일본 여인의 보행 관습 중 발의 형태를 비교하여 보기로 하자.

중국 여인들은 전족으로 보폭이 짧고 느리며 아장아장 걷는 습관을 가지고 있다. 전족은 3~6세 여자 아이의 발가락을 발바닥 방향으로 집어 넣어 조그마한 가죽 신발에 고정시키는 것으로 이로 인하여 발은 자라지 못하고 고통이 심하며 드디어 기형발이 형성된 연후에는 바로 서서 걷기가 매우 불편스럽게 된다.

전족을 하게 된 이유는 성적인 유희에 특이한 묘미가 있음을 시사하고 있기도 하고 중국에는 여자가 적었기 때문에 도망가는 여인을 쉽게 붙잡기 위한 것이라는 설도 있다.

전족의 풍속은 청조에 내려와서 서양 선교사들의 만류로 금지령이 내려져 거의 없어지게 되었다.

중국 여인은 전족으로 보행이 불안정하였고 비능률적이고 볼모양이 적은 보행법을 가지고 있었다.

한국 여인은 평상복에 버선발로 팔자걸음을 느리게 걸었다.

평상복은 여인의 가슴이 크면 요염하다고 해서 치마끈으로 가슴을 작게 만들었고, 치마폭은 여인의 엉덩이가 남산 만큼이나 커야 아들을 쑥쑥 잘 낳는다고 해서 치마폭의 신축성이 매우 높았으며, 치마의 길이는 신발의 끝이 보이지 않으리만치 길었다.

　이것은 유교의 관습에 따라 여인의 속살을 감싸기 위한 것이었다.

　당시의 양말은 버선으로 오이씨 같이 생긴 발의 맵시가 볼을 심하게 조임으로 신체의 중심을 잡고 편안히 걷기 위해서는 팔자 걸음을 걸어야 했다.

　한국 여인의 팔자 걸음은 조금 느리고 안전성이 높으며 모양새는 볼품이 적은 보행법이다.

　일본의 여인은 기모노(キモノ)를 입고 안짱걸음으로 종종 걷는 습관을 가졌다.

　기모노란 일본 여인의 최고급 정장으로 허리에는 오비(길이 5~6m 되는 띠를 가슴에서 허리까지 매는 허리띠)를 매고 엉덩이와 치마 끝의 폭이 보폭을 짧게 규제하리만치 좁은 옷이다.

　일본 여인의 기모노는 좁은 치마폭으로 인해 대소변 보기가 매우 불편스러워서 팬티를 입지 못하는 옷이다.

　기모노를 입은 여인은 안짱걸음(內股)과 걸음폭이 좁은 걸음(小股)을 실행에 옮겨야 한다.

　그러므로 뛰는 것이나 그네를 타는 것은 상상도 할 수 없었고 앉을 때도 무릎을 가지런히 모으고 얌전히 앉아야 하는 매우 불편한 옷이다.

　따라서 기모노를 입은 일본 여인의 보폭은 짧고 템포가 빠른 종종걸음이다.

제14장

신발 선택

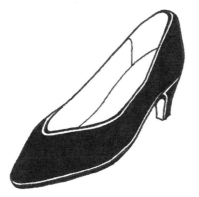

1. 신발의 중요성과 선택

원시시대에는 맨발로 다니다가 발을 보호하기 위해 신발이 등장하였다. 걷는데 따른 발에 대한 여러가지 장애를 방어하기 위하여 신발의 역사가 있었지만 어느 새 패션성이 강해지고, 기능성보다 디자인성이 중요시되어 발의 기능을 무시한 형태로 되어가고 있다.

물론 다양한 디자인이 있기 때문에 사치의 폭이 넓어지고 패션을 즐길 수 있다는 점에서는 신발의 새로운 발전을 위해서 매우 좋은 일이라 생각된다.

그러나 외관일 뿐 본래의 역할인 발의 보호에 관해서는 거의 고려되지 않은 신발이 많은 것이다.

특히 어린이나 유아의 신발에 대한 배려가 잘 되어있지 않다는데 문제의 심각성이 있다.

만일 어린이들이 발에 맞지 않는 신발을 신으면 몸에 악영향을 끼쳐 성장하는 과정에 있어서 여러가지 장애를 가져올 것이다. 골격도 근육도 인대도 아직 튼튼하게 형성되어 있지 않은 발은 본능적으로 움직이고 있을 뿐 부드럽고 가냘프며 안정이 안 된다.

최근 베이비용품 코너에 있는 신발 매장을 찾아보면 아기를 안은 젊은 어머니들이 '아! 예쁜 신발인걸' 하고 기뻐하며 이것 저것 신발을 고르는 모습을 종종 볼 수 있다.

좋아하고 있는 이는 어른들 뿐이다.

아직 자신의 발로 스스로 걷지도 못하는 아기에게 신발을 신겨 어떻게 하려는 것인지?

아기의 발은 부드럽기 때문에 약간 큰 신발은 곧 빠지고 만다. 그래서 꼭 맞는 신발을 찾아 무리하게 발을 밀어 넣는다.

이런 식으로는 자연히 피가 잘 통하여 따뜻해야 할 아기의 발이 혈액순환이 방해되어 차가와질 뿐이다.

또 무신경한 어머니는 신발을 신긴 뒤에 보행기에 밀어넣고 무리하게 걷게 한다. 뼈대가 여물지도 않았는데 이런 일을 강요하면 뼈까지 변형되기 쉬운 것이다.

아기한테 신발은 필요치 않다. 옛날부터 사용해 온 포대기로 싸서 두면 그것으로 충분하다. 그러한 아기는 혈액의 순환도 잘 되고 몸 안에 노폐물이 고이지를 않으므로 오줌도 힘차게 싸며 정상적인 냄새가 난다.

아기에게 신발을 신기는 애정이 있다면 그 대신 발을 주물러 주는 일이 더 중요하다. 목욕을 시키면서 머리를 깨끗하게 씻겨주고 발을 주물러주며 잘 씻겨 줄 일이다.

발이 생생하면 틀림없이 튼튼한 아이로 자랄 것이다.

발에 좋은 구두라는 것이 아직도 보급되어 있지 않은 것은 구두 사용의 역사가 짧아서일까?

또 구두에 대한 관심도 반드시 높다고는 말할 수 없으며, 약간 거북한 구두인데도 '패션성이 있다', '값이 적당하다'라는 이유로 사버린다. 그리고 '신고 있으면 맞게 된다'라고 생각하는 것이다. 점원도 '신고 있으면 구두는 늘어나니 좀 작아도 괜찮다'는 등 사는 사람에게 맞장구를 쳐주는 수도 많이 있다.

252

현재 구두를 원인으로 한 발의 트러블이나 병이 증가하고 있다. 발에 부자연스러운 모양을 강요하여 뼈나 건, 근육에 이상한 부담을 주는 나쁜 구두가 몸에 가져오는 트러블이나 병의 주된 것으로서는 다음과 같은 것이 있다.

남성의 경우에는 아킬레스건 주위의 염증 등 발의 병을 비롯하여 무릎 관절염 통증이나 변형 또한 기력 감퇴, 집중력 저하, 피로감, 요통, 어깨 결림, 두통, 식욕 부진 등 전신에 영향을 주는 증상을 들 수 있다.

단순한 진무름 정도라면 그런대로 나쁘지 않으나 구두가 원인으로 스트레스가 쌓이거나, 몸 뿐 아니라 정신적으로도 여러 가지 증상이 유발되기도 한다.

여성의 경우에는 외반무지 감입발톱이라는 병에서 요컨대 무릎 관절 통증과 변형, 정신 불안정, 기력 감퇴, 식욕 부진, 두통, 빈혈, 불임증, 유산, 요통, 어깨 결림, 호르몬 이상, 그 외 여러 증상에 미친다.

부적당한 현대의 많은 신발이 건강에 나쁘다고는 하지만 맨발로 살아갈 수는 없을 것이다. 그러므로 신발로 인하여 조여졌던 발을 주무르는 것은 건강을 위해 해야 할 일이지만, 발의 혈행을 도울 수 있는 신발을 고르는 일도 대단히 중요하다.

옛날 유럽의 제화공들은 한 사람 한 사람의 발의 목형을 만들어 그것에 맞추어서 가죽을 잘라 조금이라도 발의 건강을 생각하는 노력을 했다.

그러나 동양에서는 그러한 훌륭한 직공은 없었지만 한국에서는 옛날부터 훌륭한 짚신을 만들어 사용해 왔다.

짚신은 발바닥에 지면의 감각을 느낄 수 있고 짚의 감촉이 직접적인 자극을 완화해 주는 것이었다. 발목도 자유롭게 움직일 수 있고 발가락도 완전히 움직일 수 있는 이상적인 한국적 신발이었다.

근래에도 일부의 사람들은 장례식 때만 짚신을 사용하는 것을 볼 수 있다.

신발을 고를 때는 짚신을 생각해 보는 것이 좋을 것이다. 결코 발을 죄지 않고 하나 하나의 발가락을 펼 수 있는, 움직일 수 있는 신발을 뜻하는 것이다.

길이를 맞출 뿐 아니라 폭과 발가락 끝, 발등, 족심, 뒤꿈치 등 각 부분을 염두에 두고 골라야 한다.

또 23, 24라든가 하는 신발의 길이는 알아도 옆넓이의 치수는 머리에 두지 않는 경우가 많을 것이다.

별항에서 다룬 C, D, E라는 표시가 되어 있으나, 이것은 발의 둘레를 말하는 것이며, 발가락의 뿌리가 있는 부분의 발의 둘레를 표시한 것이다.

발의 둘레가 작으면 그곳이 조여져 발가락 끝까지 피가 잘 통하지를 않고 피로의 큰 원인이 된다.

저녁 때, 발이 부었을 때에 신발을 고르는 것이 좋을 것이다. 반드시 양발을 신은 후 신어보고 실제로 걸어보고, 발이 부었지만 편히 들어갈 수 있는 것을 골라서 결정하는 것이 좋다. 발을 살리고, 나아가 제2의 심장인 발이 제기능을 다하게 하는 신발을 고르는 것이 건강한 생활을 할 수 있는 방법의 하나이다.

2. 진짜 자기 신발 크기

우리가 이미 앞의 별항에서 다룬 바 있듯이 같은 사람의 발일지라도 양쪽 발의 크기와 모양이 꼭 같다고는 볼 수 없다. 즉, 오른쪽 발과 왼쪽 발의 크기와 모양이 같지는 않다.

발의 크기나 모양이 아침과 저녁에 또한 달라질 수 있다.

일반적으로 나이가 증가되면 발의 폭이 커지고 여자들은 출산 후 커진다. 임신 동안에 근육이 해이되기 때문이다.

구두를 구입할 때는 오후 늦게 가서 구입하는 것이 좋다. 그때가 발이 가장 확장되어 있는 상태이기 때문이다.

신발을 구입할 때 구두 가게의 판매원이 여러분의 발을 잴 때는 몸무게를 발에 주어서 확장한 후 양쪽 발을 내밀어 측정하도록 한다.

신발은 신어서 걷기에 편안한 것이어야 한다. 모양이 중요한 것은 아니다.

신발은 같은 사이즈일지라도 회사마다 그 크기가 약간씩 다를 수 있다.

발의 폭이 넓은 사람은 판매원에게 미리 말을 해야 한다. 일반적으로 신을 어려서 잘 신지 않았던 시골 사람들의 발은 마당발이라 하여 발의 폭이 넓다.

요즈음은 다행히도 신발의 편안함이 스타일보다 더 인기가 올라가고 있다.

따라서 신발 구입시 발의 길이인 크기와 넓이인 폭을 보고 선정해야 한다. 다음에 물론 모양도 보아야 한다.

　여자들이 선호하는 하이힐은 몸무게를 앞으로 쏠리게 한다. 따라서 체중이 무거운 사람이나 건막류, 티눈, 햄머발가락인 사람은 굽이 낮은 신을 신어야 발가락에 부담을 적게 준다.

　발가락의 고통을 줄이기 위해 이런 발병을 가진 사람들은 하이힐을 피해야 한다.

　평발이나 아킬레스건, 짧은 장딴지 근육 및 무릎에 이상이 있는 사람은 중급 높이의 구두를 선택함이 좋다.

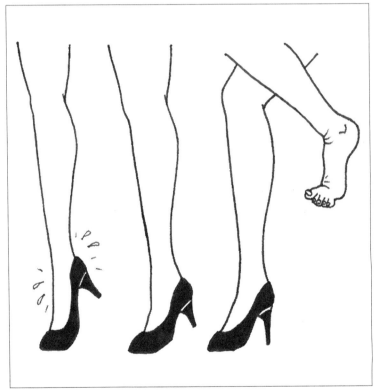

【그림 14-2-1】 여자의 하이힐(발병의 주범)

발의 크기를 측정할 때의 주의 사항이다. 앉아 있을 때보다 서 있을 때 발의 크기가 약간 늘어나기 때문에 신발을 구입할 경우에는 반드시 신고 일어섰을 때 편안한가를 살펴야 한다.

3. 발을 보호하는 구두

구두로부터 발을 보호받아야 한다.

구두를 신고 편안함을 느끼면 그 구두는 자기에게는 좋은 것이다.

나에게 맞는 구두는 어떤 것일까? 구두의 좋고 나쁨을 평가하는데 다음과 같은 요인들이 있다.

① 구두 앞의 발가락 부분에 충분한 공간이 있어야 한다. 단, 너무 공간이 크면 발가락이 구두 속에서 미끄러져서 압박종이나 다른 염증이 생길 수 있다.

그러나 공간이 없어 너무 꽉 조인 적은 신발보다는 약간 큰 것이 좋다. 엄지발가락 앞부분에 적어도 1~1.3cm 정도의 공간이 있어서 움직일 수 있어야 한다. 즉, 신발 속에서 발가락을 움직일 수 있어야 한다.

신발이 너무 작아서 마찰이 심해지면 티눈이 생길 수 있다. 신을 신고 있을 때 발가락이 움직일 수 있어야 한다.

② 구두 위 재료가 신발 속의 발을 보호할 수 있는 것으로 만든 것이어야 한다. 공기가 통할 수 있는 것이면 더욱 좋다. 따라서 비닐보다는 가죽이 공기 유통 관계는 더 좋다고 볼 수 있다.

구두약을 자주 바름으로 인해 가죽을 부드럽게 할 수 있다면 발에 도움이 된다.

③ 구두는 쿠션이 있어야 한다. 걸음을 걸을 때 발뼈나 근육에 대한 충격을 줄일 수 있는 쿠션이 있어야 한다.

특히 다음의 세 부분에 쿠션이 잘 되어 있어야 한다.

첫째 아취 부분, 둘째 엄지 발가락의 첫 마디 부분, 세째 우리 체중의 25% 정도를 유지하고 있는 발 뒤꿈치 등에 보호제가 잘 되어 있어야 한다.

발 밑에 좋은 재료와 쿠션이 있다면 발의 세균 감염을 방어하는데 도움이 된다.

구두 재료가 흡습성이 있다면 구두 속의 열을 조절하는데 도움을 주고 발진이나 감염의 확산을 막아준다.

④ 구두창에 의해, 구두를 신었을 때 발바닥이 미끄러지지 않는 것이어야 한다.

구두 속에서 발바닥이 움직이면 힘이 들 뿐만 아니라 쉽게 피곤해진다.

⑤ 뒤꿈치의 높이는 2~2.5cm 정도가 적당하다. 뒤창은 발 뒤꿈치 보호를 위해서 딱딱해야 한다.

두 발의 크기가 다르다면 큰 발에 맞는 구두를 선택하여 작은 발의 신에 패드나 기타 보호제를 사용해서 맞춘다.

구두가 딱딱하다든가 꽉 조이는 작은 것은 좋지 않다. 좀 작은 신이지만 신으면 길이 나서 괜찮다는 말은 믿을 수 없다. 길이 들기까지는 너무 오랜 시일이 요하기 때문이다.

최근 구두의 패션들이 이런 점들을 고려해서 생산하기 때문

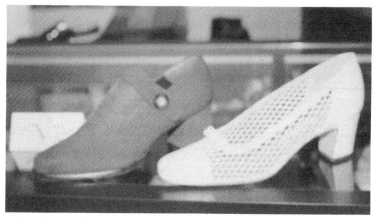

【그림 14-3-1】 공기 유통이 좋은 구두와 나쁜 비닐 구두

에 손님들의 만족도가 높다.

미국 여성의 59% 정도가 요즘 신고 있는 하이힐은 유행과 발 건강 보호 양면을 충족시켜 주고 있다고 생각하고 있다.

즉, 최근에는 모양도 좋고 건강에 이상이 없는 편한 구두를 많이 제작하고 있다.

4. 발에 고통을 주는 구두

다음에 열거하는 6가지 형태의 신발 선택은 가급적 피하는 것이 좋다.

① Stilletto Heel

뒤축의 굽 높이가 3cm 이상인 구두가 이런 종류의 신에 해당된다.

이런 구두는 자기 몸의 무게 90% 정도가 그 신으로 인해 발 끝에 오게 하는 구두로 이런 구두는 건막류, 햄머발가락, 티눈, 근육 및 건 확장에 문제를 야기시킨다. 또한 자기 체중의 균형을 유지하기 위해 힘이 들고 신경이 많이 쓰인 불편한 구두다.

② Pointy toe shoes

끝이 뾰족한 구두로 발가락 끝을 축소시키고 짓눌러서 티눈, 압박종의 발병 원인이 된다. 이런 종류의 신발은 발톱을 내부로 자라도록 압력을 주어서 건막류, 햄머발가락을 유발시킬 수도 있다.

③ 편평족(Flats)

너무 편평한 구두도 문제다. 아취와 아킬레스건에 이상이 생길 수 있다. 장시간 편평한 구두를 신음으로 인해 다리가 편평해지고 건과 아취에 통증을 줄 수 있다. 따라서 이런 신을 소유한 사람은 중급 정도의 뒤굽이 있는 신발과 교환해 가면서 신어야 한다.

④ 뒤축이 없는 슬리퍼(Mules)

신발의 뒤굽이 높고 큰 것을 말한다. 이것은 전술한 하이힐과 같은 문제를 야기시키고 있다. 이 신발은 발의 앞부분에 너무 압력을 가하게 한다. 더욱이 이 신발은 뒤꿈치 유지를 잘하지 못한다. 따라서 신 속에서 뒤꿈치가 돌거나 미끄러져 상처를 입을 기회가 증가되고 있다.

⑤ 두꺼운 창의 구두(Platform shoes)

편평한 신으로 1970년대에 유행했다가 사라지는 듯 하더니 불행하게도 1990년대에 와서 다시 유행하기 시작한 것이다.

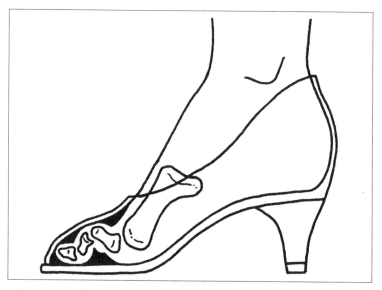

【그림 14-4-1】 하이힐로 유발되는 기형 발가락

하이힐과 같이 발목의 주기적인 회전을 돕지 못하여 근육 확장을 유발하거나 발목을 삐거나 골절시키는 원인이 된다.

⑥ 오래된 신(Old shoes)

너무 오래된 헌신을 말한다. 신발이 닳아서 신을 신어도 중심 잡기가 어려울 정도로 마모된 것이다.

발이 신발 속에서 미끄러져서 근육이 긴장되고 확장되어 발목도 삐기 쉽다. 따라서 이런 신발은 곧 교환해야 한다.

5. 운동화 선택시의 주의 사항

운동화 선택시에도 일반화 선택시와 같이 신경을 쓰고 주의를 해야 한다.

발바닥과 신 밑창이 잘 맞고 구두 속에 쿠션이 있어야 하며 부드럽고 다공성이며 견고하고 발 뒤꿈치가 잘 보호되어야 한다. 또한 발가락이 편히 움직일 수 있는 공간이 있어야 한다.

전체적으로 편안한 신이어야 한다. 이런 것들은 일반화에서도 요구되는 것이지만 운동화에서는 필수적인 것이다.

이런 조건들을 갖추지 않으면 발은 고통을 받고 상처를 일으킨다.

달리기 위한 신(Running Shoes)은 발과 발바닥이 잘 부착되어야 신발 속에서 발의 미끄러짐을 방지할 수 있다.

운동화 밑바닥이 두터운 것은 별로 좋지 않다. 땅을 짓밟을 때마다 발이 받는 압력을 줄이고 부르럽게 하는 쿠션이 있어야 한다.

그러나 걷는데 필요한 운동화는 질겨야 하지만 달리는데 필요한 운동화와 같이 모든 조건을 갖출 필요는 없다.

걷는 운동은 최근에 급속히 각광을 받고 있기 때문에 백화점이나 신발 전문점에서 쉽게 구할 수 있다.

신발 선택시 주의사항은 별항에서 다룬 바와 같이 하면 되지만 다음과 같은 면을 고려할 필요가 있다.

① 걷는데 신는 운동화는 일반화보다 질기고 달리는데 신는 운동화보다는 더 부드러워야 한다.

걷는 것은 달리는 것보다 각 발자국마다 더 접히는 부분이 요구되기 때문에 융통성이 요청된다.

② 구두집(뒤꿈치를 덮는 부분)의 깊이가 일반화보다는 크고

달리는데 신는 운동화보다는 낮은 것이어야 한다.

왜냐하면 걸을 때마다 발을 운동화 밑에 잘 부착시키기 위함인데 걷는 경우에는 달리는 경우보다 미끄러짐이 적기 때문에 낮아도 된다.

운동화 밑이 딱딱하고 위도 딱딱한 것은 걷는데 유연하지 못해 힘이 든다.

구두 자체가 발 끝을 딱딱하게 만든 것은 발가락 부위를 보호하기 위함이다.

③ 발가락 앞 부분에 공간이 있어야 한다. 이는 발가락의 상처를 방지하기 위함이다.

걷는데 주로 신는 운동화는 대부분 앞이 약간 올라와 있다. 이는 발가락 운동에 도움을 주기 위함이다.

④ 신을 구입할 때 항상 같은 크기의 것만을 선택함은 바람직스럽지 못하다.

여러분이 신어야 할 양말의 두께에 따라 신의 크기가 달라질 수 있다.

양말은 습기를 잘 흡습하는 것이어야 하고 외부 충격을 줄여 발을 보호하는 것이어야 한다.

따라서 운동화를 구입하고자 할 때는 이런 작용을 하는 두터운 양말을 가지고 가서 신고서 걷는데 편한 신을 선택함이 좋다.

양말을 신고서도 약간의 공간이 있어야 한다.

오후에 발이 클 때 즉, 약간 부어 있는 상태에서 발을 재고 구입함이 좋다.

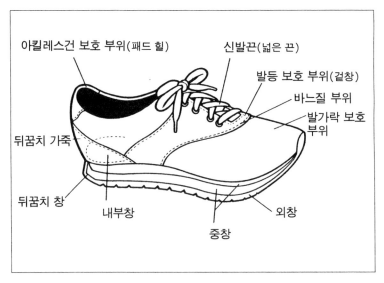

아킬레스건 보호 부위(패드 힐)

신발끈(넓은 끈)

발등 보호 부위(겉창)

바느질 부위

발가락 보호 부위

뒤꿈치 가죽

뒤꿈치 창

내부창

외창

중창

【그림 14-5-1】운동화의 모양(신발의 해부도)

⑤ 공기가 잘 통해야 하고 속에는 쿠션 같은 것이 있어 물을 흡수하고 무게를 받는 충격을 줄이는 것이 좋다. 그렇지 않으면 붉은 습진이나 염증이 신으로 인해 생길 수 있다.

발 밑에 창을 넣다 뺐다 할 수 있어 신발 속을 건조시킬 수 있는 운동화도 좋다.

⑥ 발 뒤꿈치 밑은 다른 곳보다 약간 높아야 한다. 뒤창이 좀 높아야 한다는 뜻이다. 그 높이는 1.3~1.9cm 정도 높으면 건과 아취 확장에 의한 피로를 덜어준다.

발 뒤꿈치 위 부분은 단단해야 하고 뒤꿈치와 잘 맞아야 한다. 또한 패드 같은 것을 부착시켜 주면 발 뒤꿈치에 물집 등이 생기는 것을 방지해 준다.

⑦ 많이 걷는 사람은 더욱더 발을 잘 보호하고 안전도가 높

은 신을 선정해야 한다.

신의 용도에 따라 달라질 수 있으니 판매원에게 등산용, 작업용, 운동용, 걷는용 등을 말해서 도움을 받아야 한다.

⑧ 헌신을 이용하는 사람이 많은데 이것이 발의 상처나 통증을 가져올 수 있다. 따라서 운동화는 4～6개월 정도 사용한 것으로 만족해야 한다.

6. 숙녀화 선택시 조사할 부위

숙녀들이 신발 가게에서 신발을 선택하는데 유심히 관찰해야 할 점은 아래와 같은 점들이 있다.

이런 점들은 숙녀화 뿐만 아니라 신사화를 선정하는 데도 참고 사항이 될 수 있다.

다음 261쪽의 그림의 설명도를 보자.

7. 발 보호 제품 구입시의 주의 사항

오늘날 특수 의료상을 가지 않더라도 발 보호 제품은 주변의 약국이나 구도 전문점 등에서 쉽게 구입할 수 있다. 따라서 이런 발 보호 제품의 쇼핑은 잘해야 한다.

1. 발을 편안하게 유지하기 위해

발 밑에 까는 제품으로 어떤 회사의 생산품은 발을 잘 유지할 수 있도록 얇고 부드럽게 사이즈 별로 유별나게 잘 만든,

① 발톱 끝과의 사이에 여유가 있을 것. 발가락이 조이지 않을 것.
토우(엄지발가락 뿌리와 새끼발가락 뿌리를 잇는 부분)이 자유롭게 움
직이는가가 포인트.

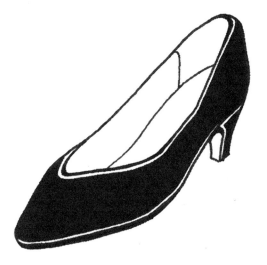

② 발등 부분이 눌려 아프지 않을 것.
③ 복사뼈가 톱라인(발 입구의 잘라낸 부분)에 닿지 않는가, 또는 헐
렁하지 않는가.
④ 발 뒤꿈치의 안정성. 안정감이 있는지를 잘 점검한다.
⑤ 아치의 라인이 발바닥 장심의 형태에 맞는지 본다. 가운데 바닥
과 발 사이에 틈이 없고 달라붙게 되어 있으면 합격.
⑥ 바닥 부분의 '곡선'에 주의. 발 폭(엄지와 새끼 발가락 뿌리) 부분
의 곡선이 좋은 것을 선택한다. 이곳이 부드럽게 구부러지면 합격.
좋은 것은 손에 들고 발톱 끝 부분을 위에서 누르면 거의 90° 정도
구부러진다.

【그림 14-6-1】 숙녀화 선택시 관찰할 부위

마치 수제품과 같은 것이 있다.

제품이 다양하기 때문에 가격도 다양하다. 그러나 그 자체가 건약류, 티눈, 발가락 상처 같은 병에 잘 맞게 되어 있는 것이어야 한다.

이들 제품에는 양털 제품, 세무 같은 제품, 아취를 보호하기 위한 제품, 뒤꿈치를 보호하기 위한 고무 제품 등등이 있다.

2. 압박종(굳은 살)을 위해

두텁고 아픔을 제거하고 안전한 것이어야 한다.

제품 중에는 아픈 부분을 긁어내는 것, 아픈 부분을 부드럽게 하는 것, 발 목욕하는데 쓰는 제품, 목욕 후 쓰는 제품, 습한 크림 등등이 있다.

굳은 살 제거 제품 사용은 주의가 요청된다.

특히 그 제품에 살시릭 애시드가 포함되어 있을 때는 살시릭 애시드가 상처뿐만 아니라 주변의 예민한 피부나 조직에 악영향을 미쳐 건전한 부위를 악화시킬 수 있고 염증을 확대시킬 수 있기 때문이다.

굳은 살을 칼로 자르는 것은 좋지 않다. 비소독 제품에 의해 오염되어 염증이 확대될 우려가 있기 때문이다.

3. 티눈을 위해

티눈 제거 제품도 살시릭 애시드가 포함되어 있기 때문에 주의해야 한다.

티눈 제거를 위한 여러가지 패드가 있다. 티눈은 굳은 살보다 더 고통을 주기 때문에 많은 사람들이 이것을 액체 약이나 크림 및 약이 부착된 패드 등으로 제거하기를 좋아한다.

이런 약을 사용할 때에는 티눈 주변에 둥근 패드를 붙이든가 하여 연한 주변의 살에 독한 약품이 접촉하지 않도록 한 후 사용해야 한다.

티눈을 발톱깎기와 같은 것으로 또는 줄로 도려 내기도 하는데 이는 그다지 큰 효과가 없다.

4. 발톱이 속으로 자라는 것

발톱이 살 속으로 자라는 것을 예방하기 위한 제품은 우리 주변의 여러 약국에서 쉽게 구입할 수 있다.

특히 처방이 필요없는 약은 발톱이 살 속으로 자라는 방향이나 자람을 중지할 수는 없으나 일시적으로 고통을 줄이는 것은 많다.

발톱 주변의 피부를 부드럽게 하여 고통을 감소시킨다. 이를 위해 소독제를 자주 이용하여 염증이 생기지 않도록 해야 한다.

5. 사마귀를 위해

사마귀 제거 용액이나 의학용 패드를 사용해서 사마귀를 제거하는데 여기에는 살시릭 애시드가 포함되어 있다. 따라서 사마귀 제거에 사용되는 이들 약품이 주변의 건강한 피부에 번지지 않도록 주의해야 한다.

만일 사마귀 제거를 위해 용액을 사용하려면 사용 전에 도넛 형으로 된 패드를 사마귀 주변에 붙이거나 와세린을 발라 건강한 주변 피부를 보호한 후 쓰는 것이 좋다.

사마귀는 바이러스에 의해서 생기기 때문에 자연히 없어지는 경우도 있다.

6. 발의 곰팡이 감염을 위해

이는 보통 무좀을 말한다. 약국에 가면 무좀약의 종류가 다양하다. 무좀약에는 Tolnaftate나 Undecylenate가 포함되어 있다. 최근에는 의사의 처방없이 구할 수 있는 좋은 약들이 많이 나와 있다.

무좀에 나쁜 영향을 주는 습기를 흡수하는 실리콘 가루가 포함된 약들도 있다.

7. 건조한 피부를 위해

대개 습한 크림에는 야채 오일, 무기성 오일 및 라놀린(면양의 털에서 뽑아낸 기름) 등이 포함되어 있다. 라놀린은 동물성 기름이다.

건조한 발을 부드럽게 하는 비누나 기타 발을 씻는데 이용되는 제품이 있다. 이들 제품은 피부를 습하게 하고 소독해 주는데 공헌한다.

10% 정도의 락틱 애시드는 건조한 피부나 비늘처럼 벗겨지는 피부, 닭털처럼 생긴 피부에 좋다.

8. 햇빛에 타는 것을 막기 위해

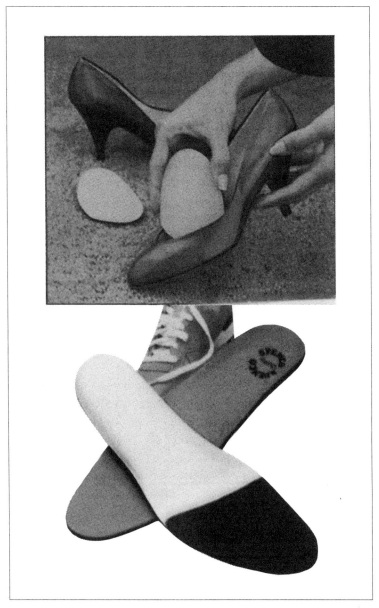

【그림 14-7-1】 발을 보호하기 위한 깔판

발이나 다리가 쉽게 볕에 타게(sunburn) 되면 최소한 태양 보호 스크린(Sun Protection foctors ; SPF) 15 이상을 사용해야 한다.

SPF는 숫자가 크면 클수록 태양을 막는 힘이 강하다. 즉, SPF는 태양의 햇빛을 막는 단위이다.

SPF는 15~30이 이상적이다.

만일 발이 너무 습하면 방수도 되고 햇빛도 차단되는 것을 사용할 수 있다.

8. 왼발만 두 개인 여인

미국 피츠버그에 사는 이혼녀 베티 콘클린 부인(31)은 머리 끝에서 발목까지는 지극히 정상. 그러나 발목 아래는 사정이 다르다. 그녀는 왼발만 둘이다.

왼발이 2개?

'이게 무슨 헛소리'인가 싶지만 분명히 그의 엄지 발가락은 2개가 모두 다섯 발가락 오른쪽에 놓여 있다.

월드 뉴스는 이런 신체 구조의 이상에도 불구하고 꿋꿋하게 살아가는 콘클린 부인을 소개해 관심을 끈다.

'신발을 사는 일이 장난이 아녜요'라는 그녀는 신발 쇼핑 외에는 일상 생활에 그다지 불편함이 없다고 말한다. 물론 주위 사람들의 호기심 어린 시선이 쏟아지지 않는 건 아니다. 그녀가 지나가면 넋을 놓고 그녀의 발만 보는 사람들도 많다.

'아이들을 데리고 수영장에 가거나 롤러 스케이트를 탈 때도

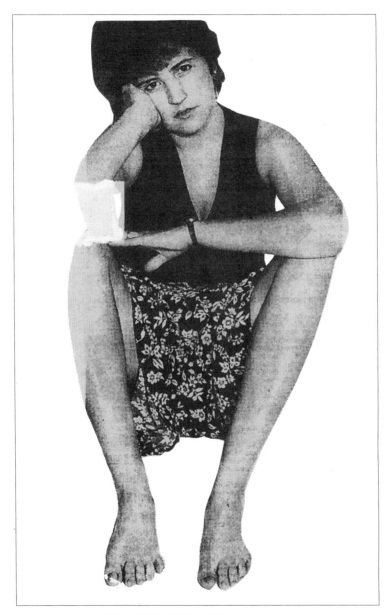

【그림 14-8-1】 왼발만 둘인 콘클린 부인

문제가 되죠. 그럴 때마다 무시해 버리고 말아요. 쳐다보든 말든.'

그러나 자신과 조금만 친해지면 전혀 자신의 왼발들에 신경을 쓰지 않고 얼굴만 쳐다본다는 콘클린 부인은 잘 모르는 사람들이 자신에게 관심을 갖지 않도록 하기 위해 늘 긴 스커트나 바지를 입는다. 또 구두도 코가 뭉툭해서 왼쪽이나 오른쪽이 크게 차이가 없는 것을 골라 신는다.

자신의 몸이 불구라고는 생각하지 않는다는 그녀는 태어날 때부터 이렇게 왼발만 있었다. 초등학교에 다니는 두 자녀의 발이 모두 멀쩡하고 부모의 발도 멀쩡할 걸로 미루어 유전이라고는 생각지 않는다.

'원인은 정확하게 모르지만 유전은 아니고 내 유전자에 결정적인 결함이 있어 이런 모습을 지니게 된게 아닐까요?'라는 그녀는 굳이 원인을 알고 싶지도 않다고 했다.

일상 생활이 보통 사람과 똑같은데 원인이 왜 중요하냐고 되묻는 그녀는 보통 사람보다 더 운동광이다.

다이빙을 비롯한 거의 모든 운동을 닥치는 대로 즐겨 특히 테니스는 거의 프로 선수급이고 춤이라면 사족을 못쓴다.

'내 왼발들이 날 가만히 놔두지 않거든요.'

이런 그녀의 바람은 단 하나.

'구두나 운동화를 마음껏 살 수 있으면 하는 것' 뿐이다.

제15장

족 탕 법

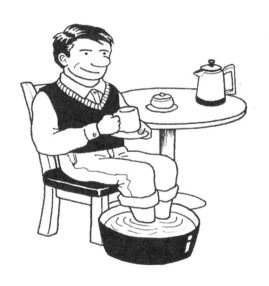

1. 기본적인 족탕법

최근에는 플러그를 전원에 꽂기만 하면 24시간 적정한 온도를 유지해 주는 족탕기도 나왔지만 여기에서는 극히 일반적인 족탕법을 소개하기로 한다.

양동이나 족탕기에 더운 물(42℃ 가량)을 깊이 15~20cm 정도 넣고, 입욕제(入浴劑)를 1~2스푼 넣는다.

고루 섞은 다음 그 속에 두 발을 담그고, 발이 물의 온도에 익숙해지면 물의 온도를 조금 더 올려 42~43℃를 유지할 수 있도록 컵 등으로 더운 물을 보충한다.

단, 심장병, 고혈압, 중증의 당뇨병, 위·십이지장 궤양 등이 있는 사람, 42℃가 뜨겁게 느껴지는 사람은 알맞는 온도로 내린다.

족탕 시간은 보통은 10~20분 정도가 알맞다.

그러나 일반적으로는 발이 핑크색 또는 빨갛게 되거나, 온몸이 따뜻하게 느껴진다든지, 겨드랑이나 이마에 아련할 정도로 땀이 배거나, 허리 언저리가 따뜻하다고 느껴질 때가 가장 적당한 시간이다.

적당하다 싶을 때 발을 꺼내 잘 닦은 다음 양말을 신거나 담요 등으로 감싸서 보온해 준다.

자신의 몸 상태에 알맞는 족탕법을 실행한 후에 그대로 쉬고 있으면 숙면도 취할 수 있다.

족탕을 위해 준비해야 할 것은 양동이 또는 족탕기, 온도계,

의자, 입욕제(入浴劑), 보온 물통, 작은 컵, 큰 목욕 수건 2장,
깔개(비닐 등)이다. 입욕제로는 보통 소금이나 겨자가루를 사
용할 수 있다.

　족탕법은 발의 부종 제거와 피로 회복에 공헌하고 하루의
피로를 풀어준다.

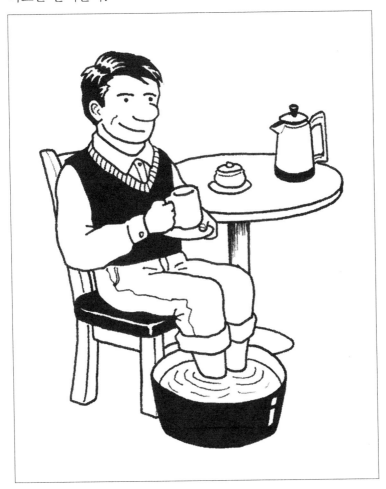

【그림 15-1-1】족탕법

276

2. 온냉 교대법(溫冷交代法)

양동이 또는 족탕기나 세숫대야를 준비한다. 더운 물의 온도는 40~45℃, 양동이에 준비한 찬물은 15~18℃가 적당하다. 더운물을 넣은 통 옆에 차가운 물을 넣은 양동이를 나란히 놓는다.

의자에 앉아 발을 더운물 속에 담근 후 몸이 충분히 따뜻하다 싶을 때 두 발을 차가운 물 쪽으로 옮긴다. 이것을 되풀이하는 것이다.

물에 담그는 시간은 엄격하게 한정된 것은 아니지만, 더운물에는 충분히, 차가운 물에는 잠깐만 담그는 것이 원칙이다.

더운물과 찬물에 담그는 순서는 다음과 같다.

① 더운물에 10분, 다음 찬물에 1분.

② 더운물에 5분, 다음 찬물에 1분.

③ 더운물에 5분, 찬물에 1분.

④ 더운물에 5분, 마지막으로 찬물에 30초.

주의할 점은 증상에 따라 시간차를 고려할 수도 있다는 것을 항상 기억해 두도록 한다.

족탕기(또는 양동이)에서 발을 꺼내면 마른 수건으로 발바닥, 장딴지 특히 발가락 사이를 잘 닦는다. 그 다음에는 양말을 신거나 담요 따위로 싸서 보온한다.

온냉 교대욕의 족탕법은 기본적인 족탕법보다는 시간이 더 걸리지만, 만성병(냉증이 원인인 질병)으로 고통을 받는 사람에게는 매우 효과가 높은 방법이다.

냉증을 치료하기 위한 보통의 족탕은 말초 혈관을 확장시켜 혈류를 좋게 하는 방법인데, 온냉 교대욕은 혈관을 확장시키기도 하고 수축시키기도 함으로써 혈관의 탄력성을 기르고 혈액 순환을 원활하게 하는데 목적이 있다.

혈관의 수축과 확장은 자율 신경의 조화로운 조정과 강화에 효과가 있고, 온욕은 부교감 신경, 냉욕은 교감 신경을 자극한다. 이 온냉 교대욕에 의해 이들 신경의 기능을 강화, 정상화함으로써 냉증에 강한 체질을 만드는 것이다.

온냉 교대욕은 심장병, 당뇨로 혈당치가 지나치게 높은 사람, 혈압에 이상이 있는 사람은 피해야 한다. 탕온이 40~43℃를 온욕(溫浴)이라 하고, 38~39℃를 미온욕(微溫浴)이라고 한다. 18℃ 이하를 냉수족탕이라 한다.

온냉교대욕은 한층 더 효과를 높이려면 다음과 같은 방법도 있다.

① 끝낸 후 곧 10분 정도 발을 높여 자리에 눕는다.

② 끓인 물 속에 겨자가루를 넣는다.

③ 후두부(喉頭部)를 물베개 등으로 식힌다.

일반적으로 온수에 17~8분 담그고 있으면 맥박이 12정도 증가하게 되므로 가급적 그 이상은 하지 말아야 한다. 또 드문 사례이기는 하지만 족탕법을 행하고 있노라면 경우에 따라 기분이 나빠지는 경우가 있다. 그때엔 즉각 중지해야 한다.

족탕법은 보는 바와 같이 조용한 분위기에서 행할 수 있으므로 병석에 누워있는 사람에게도 가능하다.

병상에서 치료 중에 있는 사람이 행하는 경우도 있다.

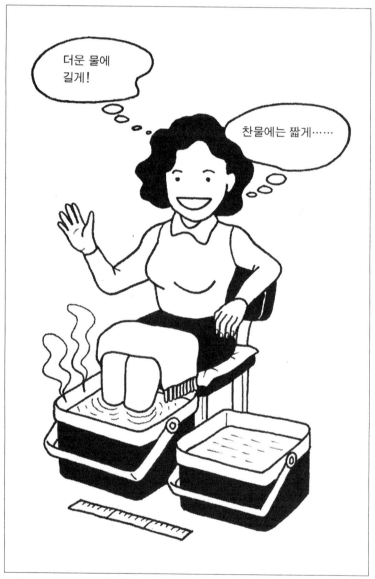

【그림 15-2-1】 온냉 족탕법

제16장

다리의 여러 모양

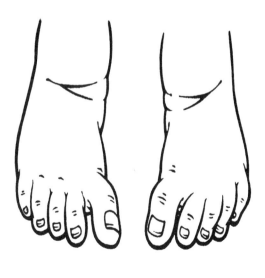

1. 만곡족 (Club Foot)

어린이에게 가장 비정상적으로 나타나는 대표적인 발병에 만곡족이 있다.

이런 기형의 발을 소유한 아이의 발 교정 치료는 발이 유연성을 유지하고 있을 때 치료하는 것이 효과가 잘 나타난다.

이런 기형의 만곡족 아이들이 나타나는 확률은 여아 보다 남아에서 더 많이 나타나고 있다.

만곡족은 유전적인 경향이 있으며 이런 증세는 어머니의 뱃속에서 일어나기 때문에 출생 후 바로 발견할 수 있다.

이런 만곡족이 한쪽 발에서만 발생할 수도 있고 양쪽 발 모두에서 나타날 수도 있다.

이런 기형 현상의 발 소유자가 출생하였을 때는 유연성이 많은 어린 시절에 교정하는 것이 교정 효과를 거두는 시간이 단축된다.

이런 기형의 발은 다리 전체에 영향을 주기 때문에 그 고통으로 걷는 작업을 포기하기도 한다.

만곡족은 발가락 전체가 안쪽으로 구부러져서 발바닥도 안쪽으로 같이 구부러져서 나타난다.

만곡족은 출생 후 가급적 빨리 치료해야 한다. 치료를 위해 가정에서 마사지나 펴기 운동만으로는 치료 효과를 달성할 수 없다. 이런 치료는 발의 교정을 지연시키는 결과를 가져 올 수 있다. 만곡족을 발견하면 빨리 병원에 가서 전문의의 치료와

안내를 받아야 한다.

　의료 치료는 아이가 아직 걷지 못하고 누워 있을 때 어린이의 발을 펴주는 물리요법 외에 캐스팅을 하거나 발을 묶어 주는 즉, 타이핑 해 주어야 한다.

　어린이의 발과 같이 연할 때는 몇 달 내에 교정 효과가 나타난다.

　따라서 이런 치료는 전문의가 해야 한다.

　교정이 된 후에도 3~6주 정도 지속적인 관심과 전문의의 지시를 받아야 한다.

　밤에도 하루 4~5번 정도 근육 펴기 운동을 하고 10여분 동안 마사지해 주어야 한다.

　신발도 발 전문의와 상의하여 특수제조용을 이용함이 좋다.

　정상적인 보행을 할 때까지 신발을 수시로 제조하여 신겨야 한다.

　위와 같은 방법으로도 교정이 되지 않으면 외과적 수술이 필요하게 된다.

　외과적인 수술은 출생 후 3개월 정도가 지난 후에 시행함이 좋다.

　일찍 수술을 할 때는 아이 자신이 스스로 자기 발을 조절할 수 있는 능력을 가졌으므로 효과가 빠르다. 이때의 수술은 굳어진 힘줄을 풀어 주는 작업이다.

　만일 수술이 늦어 6~8세 정도가 되면 뼈를 잘 맞추어 주는 작업까지 실시해야 한다.

　이 무렵의 수술은 체중을 잘 유지할 수 있도록 발의 기능에

역점을 두어야 한다.

몸무게를 잘 조절하고 지탱할 수 있다면 발의 구조가 좀 이상하다 해도 자기 기능을 수행하도록 해둔다.

발이 충분히 자란 10~11세 정도가 되어도 발의 기능을 수행하지 못하면 다른 뼈를 보충해서 완전케 하는 방법도 있다. 이런 수술 요법은 전문의의 역할이다.

보통 성공적인 수술을 시행했을 때는 발의 기능이 더 유연해진다.

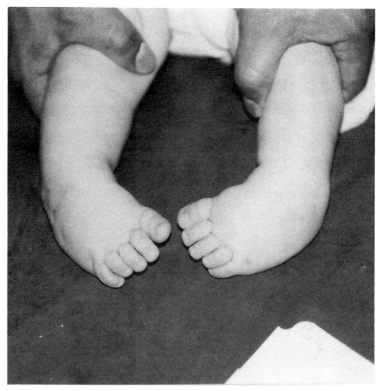

【그림 16-1-1】 만곡족(Club Foot)

굳은 발은 그렇지 않은 발보다 정상 상태로 회복되는데 수술 시간이 더 소요된다.

발의 일부에 굳은 살이 생기면 다른 부위까지 나쁜 영향을 준다.

예를 들면 굳은 살은 그 밑에 분포된 신경을 압박하여 신경통을 유발시킬 수 있다.

만곡족과 같은 비정상적인 발은 일찍 수술을 하는 것이 좋다. 이로 인해 고통없이 살 수 있는 기간을 연장시킬 수 있기 때문이다.

2. 선천성 내반족(內反足)

증세와 원인을 보자.

선천성 내반족은 발의 선천성 기형 중 제일 많으며 출생 직후 단단한 조직이 발의 내측에서 만져지며 일견에서 쉽게 진단할 수 있다.

전형적인 형은 양 무릎을 맞추면 발등은 전방으로 향하고 발가락은 안쪽으로 향한다.

증세가 가벼울 경우에는 발을 외측으로 돌리면 정상의 발 모양으로 일시적으로나마 교정될 수 있다.

그러나 대부분 강한 힘을 가해도 용이하게 교정하기가 어렵다.

이는 발목 관절 및 발의 뒷부분에 몇 개 있는 족근골을 연결한 근육의 형성 부전 현상이 일어나 단단하고 탄력성이 없는 조직이 되어서 변형된 위치에 발이 고정되어 있는 까닭이다.

이의 원인 역시 확실하지 않으나 태아기에 어떠한 압박이나 또는 태아기의 성숙의 장애에 의한다는 설이 있다.

특별한 경우에는 유전성을 인정할 수 있으나 대다수의 예로는 유전성을 인정할 수 없다.

① **내반족의 치료** : 발의 기형이 교정되도록 힘을 가해서 교정된 위치에 발을 유지해 주는 치료가 원칙이다.

정상의 모양이 되게 치료를 하려면 치료의 시작을 가급적 빨리 즉, 생후 그 이튿날부터라도 하는 것이 바람직하다.

② **보기의 치료법** : ㉠ 마사지와 반창고에 의한 교정, ㉡ 깁스에 의한 교정, ㉢ 보조기에 의한 교정 등이 있다.

교정의 효과로는 깁스에 의한 것이 제일 좋다.

교정 직후는 보조기로 교정된 위치에서 재발이 되지 않게 유지해 두고 보행할 수 있는 시기가 되면 교정화를 특수 제작하여 사용함이 좋다.

③ **수술에 의한 치료** : 발의 기형이 위와 같은 보조적 치료로도 잘 치료되지 않을 때는 수술을 할 수도 있다.

수술은 족근골을 연결한 발 내측 부분의 인대를 절단하기도 하고 힘줄을 연장하기도 하며 뼈를 자르기도 하는 수술인데, 내반족 아이의 20~30%는 아무래도 수술이 필요하다.

④ **재발의 방지** : 내반족의 변형은 일단 고정된 것같이 보여도 주의를 태만히 하면 재발하는 것이 특징이므로 적어도 10세까지는 엄중한 주의와 정기적인 진찰이 요청된다.

교정화나 야간에 사용할 수 있는 보조기나 기타의 방법으로

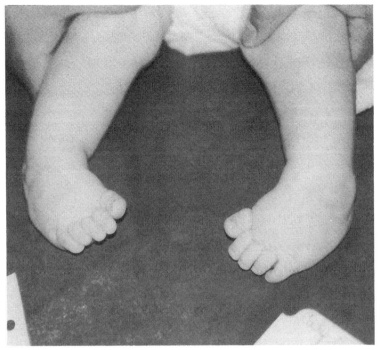

【그림 16-2-1】 선천성 내반족

라도 10세 정도까지는 치료를 계속하는 것이 중요하므로 이 점을 꼭 유의해야 한다.

3. 비틀림발(metatarsus adductus, skew foot)

이런 발의 기형 현상이 신생아들에게서 가끔 나타난다. 유전성이 있으며 남자보다 여아에게 더 자주 나타난다.

비틀림발은 발의 앞 부분에서 문제가 발생하며 뒤꿈치에는 이상이 전혀 없다.

때때로 비틀림발은 만곡족의 현상과 비슷한데 만곡족 증세의 1/3 정도가 나타난 것으로 생각하기도 한다.

발가락이 안쪽으로 향하고 있으나 아주 많이 회전된 것은 아니다. 대개의 경우 엄지 발가락이 안쪽으로 회전된 정도가 크다. 비틀림발은 심각한 기형발은 아니다.

비록 아이가 비틀림발로 인해 이상하게 걷거나 신발의 닳은 모양이 비정상적이지만 큰 문제가 아닐 경우도 있다.

이런 기형의 발이 나타나는 확률은 천 명 중 한 명 정도이다. 하지만 이런 비틀림발은 만곡족 보다 발생율이 10배 정도 높다. 이 비틀림발은 교정될 수 있다.

만일 발에 이런 현상이 보이면 정형외과를 찾아가 치료를 받으면 교정이 가능해진다.

어린이는 3세가 되기 전에 교정 치료를 받는 것이 좋다.

이런 교정 치료는 빨리하는 것이 늦게 하는 것보다 효과가 크다.

이 비틀림발은 물리적 요법으로 수시로 펴기 운동을 시행함이 좋다.

교정이 잘 되지 않으면 발에 캐스팅을 하거나 타이핑을 해두면 효과가 쉽게 나타난다.

비틀림발을 교정하는데 신발로는 효과가 거의 없다.

발에 캐스팅하는 것은 뒤꿈치를 치료하는데도 효과가 크다.

2세된 아이의 발에 약 3개월 동안 캐스팅을 한 후 풀어서 계속 3개월 정도 펴기 운동, 마사지 등을 실시한 결과 6개월만에 완전 교정이 된 보고도 있다. 물론 6개월 후에 발을 펴주는 맞춤 구두 사용이 교정에 공헌했다.

문제가 심각할 때는 1~2살 때 실시하는 것이 좋다.

수술을 하지 않으면 어떤 결과가 나타나리라는 충분한 평가를 한 후에 실시해야 한다.

이 수술도 만곡족과 같이 일찍하는 것이 좋고 만곡족에서와 같이 건을 풀어주는 것이다.

또한 이 기형발도 만곡족과 같이 6세 정도가 넘어서 실시하면 뼈 자체를 수술해 주어야 한다.

그대로 수술하지 않고 방치해 두면 다른 부위에 여러 병을 유발시킬 수 있다.

이 비틀림족은 만곡족보다 치료 기간이 짧고 쉽다.

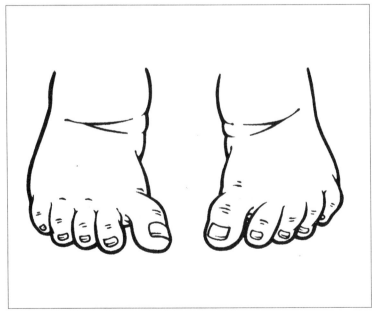

【그림 16-3-1】 비틀림발(metatarsus adductus, skew foot)

4. O형 각(脚)

유아는 생리적으로 1세까지는 O형 각이며 1세 반에서 2세 이후는 X형 각으로 된다.

따라서 2~3세 이후에 하지를 모아 무릎 사이가 두 손가락 넓이 정도로 사이가 벌어지면 병적이라 생각하고 전문의의 고

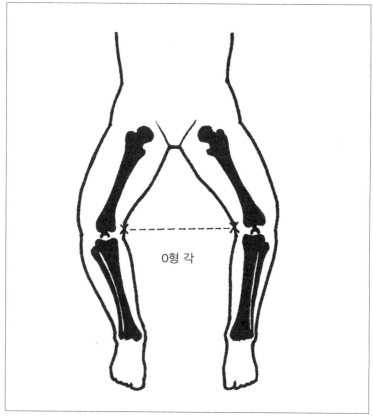

O형 각

【그림 16-4-1】 O형 다리

견을 얻을 필요가 있다.

●**원인** : ① 구루병, ② 선천성 골의 다른 모양 형성, ③ 특발성(원인을 모르는 병) 등이 있다.

구루병은 비타민 D의 부족에서 오는 것으로 현재 한국에서는 드물지만 대부분이 유전성 대사 이상으로 오는 수가 많다.

선천성 골의 이형성(異形成)에는 여러 가지의 병이 있어서 유전성의 것은 전신의 뼈에 일정한 변형이 생긴다.

●**진단과 치료** : 혈액 중에 칼슘, 인, 알카린 포스파타아제 성분의 이상을 구루병에서 볼 수 있으며 또 슬관절과 완관절 및 척추의 X선 사진으로도 알 수 있다.

치료로는 적당량의 비타민 D로 치료하면 O형의 각도 낫는다. 그러나 다만 비타민 D의 투여량을 정하기 어려울 때가 있다. 전문의와 상의하기 바란다.

심한 변형은 보조기의 사용 또는 깁스를 한 후에 보조기를 사용하기도 하며 뼈의 절제 수술이 필요한 경우도 있다.

5. X형 각(脚)

유아기에는 가벼운 X형 각이 오히려 정상이지만 좀 커서도 무릎을 모았을 때 양 발목의 사이가 5~6cm 이상 벌어지고 또 보행시 무릎이 서로 부딪칠 정도가 되면 병적이다.

원인 및 치료는 상기 O형 각에서와 같다.

290

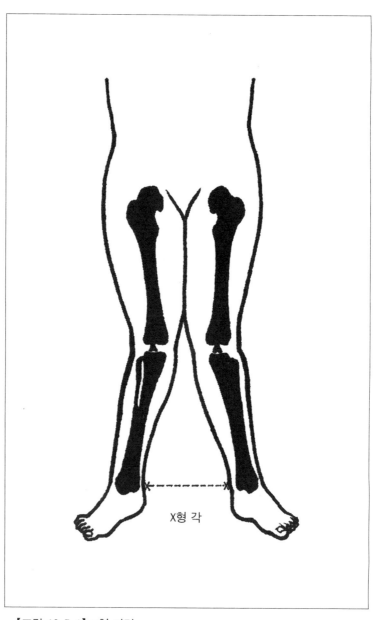

X형 각

【그림 16-5-1】 X형 다리

제17장

발 전문의

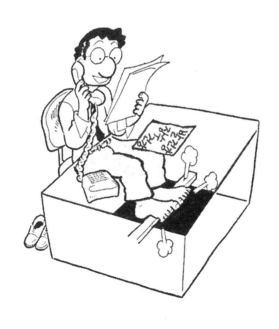

1. 발 및 발목 전문의의 자격과 역할

발 전문의사는 건강한 발을 잘 유지할 수 있도록 훈련된 전문의사들로 미국에서 새로운 의학 분야로 각광을 받고 있는 의학 분야의 전문인이다. 발의 구조 기능 등에 관계되는 광범한 치료와 수술을 담당하며 상담하고 있다.

또한 앞으로 발에 발생되는 문제들을 피할 수 있는 방법도 가르치고 있다.

발 전문의는 발 의학면에 가장 잘 훈련된 탁월한 의학 박사들이다.

발 전문의 자격증을 얻기 위해서는 배우고 연구하며 임상실습을 수년 동안 수행해야 한다.

레지던시(Residency) 과정은 일반 의사와 같이 대학 병원이나 큰 병원에서 수행된다.

이 과정은 1~2년 간으로 발의 치료와 수술에 대한 여러 방법을 실습하며 배우게 된다.

레지던시는 1년 과정보다는 2년 과정이 더 보완되고 인정받는다.

연속적인 평생 교육은 발 전문의의 정식 훈련을 완수한 후 시행되는 과정의 중요한 한 부분이다.

이런 교육 과정은 여러 교육 과정이나 세미나의 참석으로 성취되며 과정을 통해 발 전문의는 주 정부나 연방 정부로부터 자격증을 얻고 최근의 발병 치료 및 예방에 대한 최신 지식을 얻고 확장해 나간다.

발 전문의는 발 문제에 관해서 어떤 연령층이든지 전문적인 관리 및 치료인으로서 최선을 다해 발문제를 해결한다.

발 전문의는 환자인 손님이 처음 병실 또는 사무실을 방문하면 발 문제에 대한 진단을 하고 앞으로 할 일을 말해 준다.

또한 발전문의는 환자의 병력을 기록하고 일반적인 진찰을 하며 필요하다고 느끼면 몇 가지 테스트를 더 한다.

발 문제는 발 전문의에 의해 비수술로 고치기도 하고 때로는 수술을 하여 앞으로 더 이상 같은 증상이 발생하지 않도록 문제점을 해결해 준다.

병력(Medical History) 조사를 보자.

발은 전신의 건강 자료가 된다. 예를 들면 당뇨병, 나쁜 환경, 관절염, 신장 장애, 빈혈 등이 발의 건강에 영향을 준다.

이런 상황을 진단하기 위해 발 전문의는 환자의 병력에 관해서 묻기도 하고 현재 나타나는 증세를 물어서 기록한다.

일반 진찰의 내용을 보자.

발 전문의는 혈압, 체온, 호흡 등을 조사하고 걷는 모습, 발의 모습, 움직임 등을 조사한다.

발의 혈액 순환을 평가하기 위해 발 전문의는 맥박, 피부색, 체온을 조사한다. 발목, 무릎, 히프 등에 발 문제가 영향을 주는지를 또한 조사한다.

증세 진찰에서 발 전문의는 발뼈의 상태를 조사하기 위해 가끔 X-ray를 찍는다.

이 외에 컴퓨터 단층 촬영 또는 자기 공명 촬영 등의 조사로

294

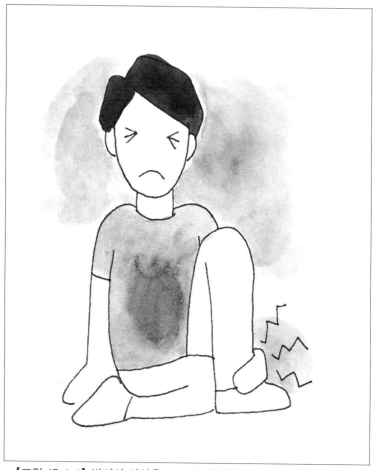

【그림 17-1-1】 발뼈의 이상은 X-ray로 확인하도록 한다.

연성조직에 영향을 주는 원인을 찾는다.

또한 오줌, 혈액, 혈압 등이 발 건강과 신체 건강에 미치는 원인도 조사한다.

진단이 끝나면 다음 단계에서 문제 해결점을 찾는다. 이때 수술 여부도 결정한다.

　수술이 필요없는 것은 일반적 치료로 발톱, 티눈 관리 보호, 피부 치료, 물리적 요법, 신발 선택 문제 등이고, 수술이 필요한 경우는 병원에서 수술을 집도하여 병원 치료 후 가정에서 치료를 계속한다.

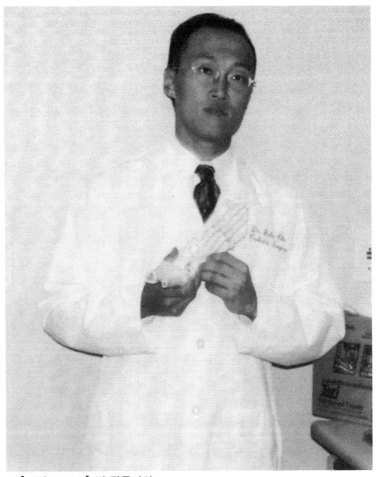

【그림 17-1-2】 발 전문의사

2. 전문의 찾기

이 책을 통해서 발에 이상이 생기면 그에 해당한 항목을 찾아서 탐독하기 바란다.

발의 각종 문제점들은 개개인의 조건에 따라 증세가 상이하기 때문에 치료 방법도 동일할 수가 없다.

예를 들면 당뇨 환자나 혈액 순환에 이상이 있는 사람은 자기 스스로 치료하기 보다는 의사의 조언을 받아야 한다.

발의 이상으로 의사의 치료를 받고 있거나 최근에 수술을 했다면 계속 자기의 발 전문의와 상의해야 한다.

다음과 같은 발의 문제들은 집에서 자기 스스로 치료하기 보다는 의사를 찾아가야 한다.

① 골절

② 발에 이물질이 들어 갔을 때

③ 발목이 완전히 삐었을 때

④ 개나 뱀 같은 동물에 물렸을 때

⑤ 신경이 크게 뒤틀렸을 때

⑥ 건선이나 다른 심각한 피부 이상이 발생했을 때

⑦ 어린이 발에서 클럽형, 물갈퀴형 또는 겹치는 발가락 등 처음 형성시 잘못 되었을 때

⑧ 발 문제가 심각한 다른 병과 연결되었을 때 즉, HIV 감염으로 문제가 있을 때

⑨ 발 속에 혹같은 것이 있을 때

⑩ 뼈 주변의 고통이 설명할 수도 없고 이유도 알 수 없을 때

어떤 경우 이런 증세는 아마 골수염이나 골수암일 수도 있으니 의사를 찾아가 정밀 검사를 해 보아야 한다.

다음 언제 의사를 방문해야 하는가는 통증의 정도에 따라 결정해야 한다.

심한 통증이 나타나면 이는 심각한 문제임으로 자기 스스로 그 병의 처리 방법이나 치료법을 안다고 할지라도 전문가와 상담하여 그의 의견을 따라야 한다.

일반 의사의 조언을 받고 그의 지시대로 계속하여도 통증, 부음, 쑤심, 염증, 변색 기타 다른 증세들이 해결되지 않으면 발 전문의사를 찾아가야 한다.

발 전문의는 발 문제를 진찰하고 치료하는 전문직 의사이다.

발 전문은 Doctor of Podiatric Medicine(DPM)이라 하여 발과 발목 부분의 이상을 처리하게 된다.

티눈이나 가골(골절 부분에 생겨 유착 작용하는 뼈조직), 발톱이 살로 들어가는 것, 엄지발가락에 생기는 건막류의 치료, 발가락 기형, 발목 부상 등 발과 관련된 질병을 치료하는 직업이다.

특히 발은 당뇨나 심장병과 관련이 많으므로 그 증상이 발에 먼저 나타나게 된다. 따라서 발의 중요성은 점점 커지고 있다.

전문 분야는 많이 세분할 수 있으나 주로 3개 전문 분야로 나눠지는데 발 수술 전문, 발 정형 전문, 발 일반 건강 전문 등으로 세분되어 있어 추가 시험과 경력을 요구한다.

일반적으로 발 전문의는 점점 수요가 증가 일로에 있다.

특히 노인층 증가와 테니스, 조깅, 에어로빅 등 기타 스포츠

애호가의 증가로 인한 발의 부상 등이 수요를 증대시키고 있다.

보험 혜택의 확대도 발 전문의에 대한 수요를 증대시키는 한 이유가 되고 있다.

발 전문의를 선택할 때는 의사의 경력 및 연구 업적 그리고 환자들의 치료 경험담을 듣고 찾아갈 수 있다.

의사를 처음 찾아 갔을 때는 많은 질문을 의사에게 던질 필요가 있다. 수술을 위해 어떤 병원과 계약된 의사인지 그 동안의 경험이나 경력 등에 관해서 물을 수 있다.

또한 큰 병원에 가서 발 전문의의 추천을 의뢰받을 수도 있다.

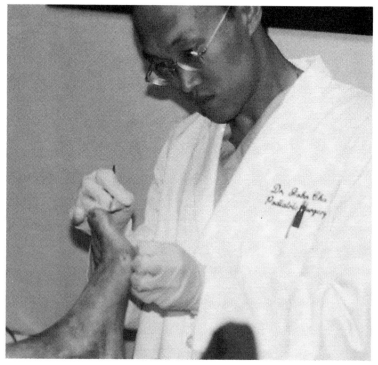

【그림 17-2-1】 발병은 발 전문의를 찾아가야 한다.

부록(1)

동양 의학에서
말하는 발 관리

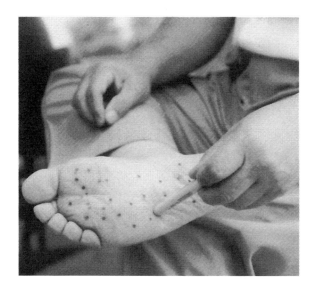

A 앉아서 할 수 있는 운동

1. 무릎 밑 꼬집기
-공복감 해소-

식사 시간이 되었을 때의 일이다.

배가 고프면 일을 할 수 없다. 사람이 일을 하는 것은 결국 먹기 위한 것이다.

'금강산도 식후경'이라는 말은 사람은 배가 불러야 구경도 제대로 할 수 있다는 뜻이다.

배가 고픈 상태에서 업무를 본다면 능률이 오를 수 없고, 일을 안 하느니만도 못한 결과를 낳을 수도 있다. 그러나 눈코 뜰 사이 없이 바쁠 때는 식사할 시간조차 짬을 내지 못한다.

이럴 때는 어쩔 수 없이 공복감을 해소하는 발 요법으로 응급처치를 하여야 한다.

무릎 밑의 바깥쪽에는 위경(胃經)과 연관성을 지니는 풍륭혈이라고 하는 곳이 있다(그림 A-1-1). 이곳에 강한 자극을 주면 공복감이 해소되고 오히려 포만감이 생기게 된다.

이곳의 위치를 좀 더 자세히 설명하면, 무릎 밑에서 다리 바깥쪽으로 엄지와 둘째 손가락 폭 만큼 내려간 부위이다.

이곳을 다르게 말하면, 다리 바깥쪽 복사뼈 위에 새끼 손가락을 대고 다리 위쪽으로 손바닥을 펴서 엄지 손가락이 닿는 부분이다.

공복시에는 위경은 열을 내게 되는데, 이 풍륭혈이라는 곳에도 그 열이 전달된다. 그러므로 공복시에 무릎 밑으로 열이 느껴지는 곳이 바로 풍륭혈의 위치라고 생각하면 틀림없다.

풍륭혈 위에 양릉천혈이 있고 이곳을 지압하면 발의 피로 회복에 도움이 된다.

풍륭혈의 자극법은 그냥 눌러주는 것이 아니라 그 부분을

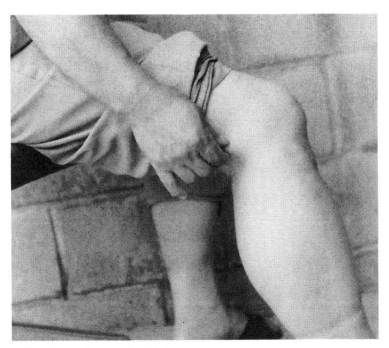

【그림 A-1-1】 무릎 밑 꼬집기

꼬집어 주는 것이다. 그것도 통증을 느낄 정도로 강하게 꼬집는 것이 훨씬 효과가 있다.

이렇게 꼬집는 것을 5~10회 정도 반복한다.

풍륭혈에의 강한 자극은 위경에 전달되어 위가 반응을 하게 되므로 포만감이 생기게 된다.

이 풍륭혈 자극법을 응용하면 식사의 횟수와 칼로리의 양을 감량할 수 있다.

이 요법은 공복 해소 뿐만 아니라 비만으로 고민하는 사람에게는 비만 방지 효과도 크므로 일석이조의 발 요법이다.

다이어트를 하는 분들도 실시해 보기 바란다.

2. 의자에 앉아 발 끝과 뒤꿈치로 서기
─졸음 방지─

출퇴근 버스나 전철에 앉은 직장인들은 대부분 졸기 마련이다. 과로에 지친 이들은 출퇴근 시간에 잠시 눈을 붙일 수 있는 것만으로도 행복감을 느끼게 된다. 그래서 어느 외국 통신사의 서울 특파원은 '한국의 샐러리맨은 너무 근무에 시달려서 출퇴근 시간이 유일한 휴식의 장이다'라고 본사에 송신한 적이 있다고 한다.

아무튼 출근 시간에 재수 좋게 버스에 앉아서 졸 수 있다는 것은 매우 기분 좋은 일이다.

가끔씩 너무 조는 바람에 그만 내려야 할 정류장을 지나쳐 버리기도 하고, 서류가 든 봉투를 잊고 내리는 경우가 있어서

탈이지만 그 시간 만큼 달콤한 시간도 없다.

하지만 그 시간에 하루를 계획하고 정리하는데 활용한다면 좀더 바람직한 일이 될 것이다.

그러면 출퇴근시 버스에 앉았을 때 졸음을 방지하는 발 요법을 소개한다.

먼저 발 끝을 바닥에 댄 상태에서 발 뒤꿈치를 될 수 있는 대로 높이 올린다. 그리고 발 끝에 힘을 주어 3초 가량 정지한다.

다음은 거꾸로 발 뒤꿈치에 힘을 주어 발 끝을 올린다.

이 운동을 5회 반복해 보라. 발 끝과 발 뒤꿈치를 움직여 주는 것에 의해 뇌와 온몸의 피로가 싹 가시게 된다. 그 결과 졸

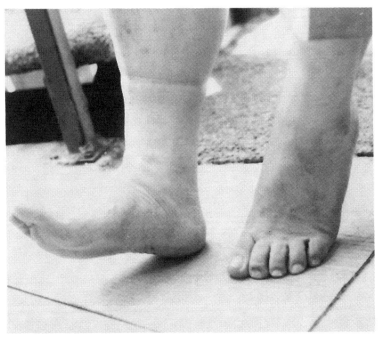

【그림 A-2-1】 발끝과 뒤꿈치로 서기

음은 멀리 달아나 버린다.

이 졸음 방지법은 회사의 회의 시간이나 학교의 강의 시간 등 장시간 책상 앞에 앉아 있어야 할 때 적절하게 실시할 수 있다. 또 몸이 피곤하면 혈액 중의 산소 결핍으로 선하품이 자꾸 나온다.

이런 경우에도 이 발 요법을 해 주면 뇌가 자극을 받아 피로가 회복된다.

발 끝과 뒤꿈치의 상하 운동은 발 뒤꿈치를 강화해 주고 배근을 펴줌으로써 자세를 바르게 한다. 게다가 발 뒤꿈치는 방광경의 중계점으로 중요한 역할을 담당하고 있다.

배근이 쭉 펴지면 방광경의 작용이 보다 더 좋아진다. 등이 새우 등처럼 굽은 사람에게 이 발 요법은 매우 좋다. 늙어서 허리 굽는 현상을 예방하는 데도 도움이 된다.

3. 테이블 밑 발걸이에 발 올리기
-업무 능률 상승-

의자 앞 발걸이에 발 올리기 동작은 기분을 전환하는데 도움이 된다.

업무 능률은 그날의 몸 컨디션과 정신 상태가 어떠한가에 따라 좌우된다.

마음이 안정되어 있을 때는 업무에 집중할 수 있으므로 당연히 능률이 오르게 되지만, 무언가 걱정스러운 것이 있고 불안감 때문에 마음이 불안정할 때는 그 상황에 맞는 기분 전환법이 필요하다.

　기분 전환을 위해서는 잠시 업무를 중단하고 마음껏 하품을 한다거나 조용한 찻집에서 차 한 잔을 즐기는 것도 좋은 방법이다.

　또한 가까운 공원을 찾아 푸른 나무와 더불어 신선한 공기를 호흡하는 것도 효과적이다.

　그런데 업무를 중단하지 않고 책상에서 일을 하면서 기분을 전환할 수 있는 방법이 있다.

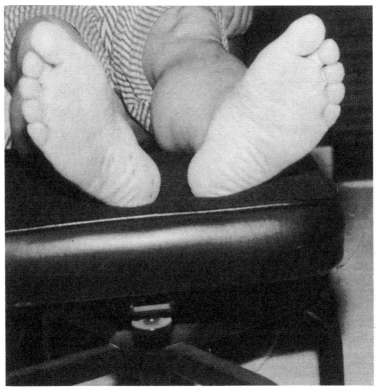

【그림 A-3-1】 테이블 밑 발걸이에 발 올리기

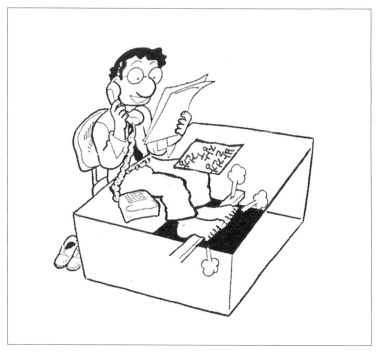

【그림 A-3-2】 발걸이에 발바닥을 밀착시켜 자극시킨다.

이 기분 전환법은 구두와 양말을 벗고 책상 안쪽에 있는 발걸이에 발바닥을 밀착시켜 자극시키는 것이다.

이때 발바닥 한가운데인 장심을 집중적으로 자극시켜 주어야 한다.

약 3초 간 문지르듯이 발바닥을 눌러주어 자극시키면 자신도 신기하게 느껴질 만큼 기분이 안정된다.

발바닥에는 몸의 각 부분과 연결된 지압점들이 집중되어 있는데, 장심에는 뇌와 뇌하수체, 신경계통 등을 컨트롤 해주는 심포구가 있다.

이곳을 자극하면 걷잡을 수 없게 혼란스러운 마음 상태라도 점차 안정된다.

업무 중에 맨발인 것이 마음에 걸리고 혹시 다른 사람이 볼썽 사납게 볼까봐 걱정스럽겠지만 발바닥 자극은 책상 밑에서 이루어지므로 다른 사람 눈에 쉽게 띄지 않는다.

책상에서 업무를 볼 때나 공부를 할 때, 불안감이나 걱정거리가 생기면 책상 발걸이를 이용한 발바닥 자극 요법을 꼭 시행해 보기 바란다. 엄지 발가락의 지압도 좋다.

4. 이쑤시개로 엄지와 네째 발가락 쑤시기
-졸음 추방-

식사를 하고 나면 대부분의 사람들이 식곤증(食困症)에 시달리게 된다.

점심 식사 후에 회의를 하면 조는 사람이 많고, 능률이 떨어지게 되므로 대부분의 회사에서는 회의를 오전 중에 마친다.

그런데 어떤 특별한 기업에서는 회의를 꼭 오후에 연다. 그 이유는 배가 잔뜩 부른 상태에서 사람은 누구나 졸립기 마련이므로 그것을 극복할 수 있는 사람인가, 아닌가를 알아보기 위함이라고 한다.

점심 식사 후에 회의 때가 아니더라도 힘없이 졸고 있는 샐러리맨이라면 상사로부터 신용을 잃을 것은 확실하다. 학생이라면 시험 성적에 많은 영향이 미치게 된다.

식사 후에는 몸 안으로 들어온 음식물을 소화 흡수하기 위하여 뇌의 피가 내장으로 내려감으로 해서 혈액이 적어진 뇌가

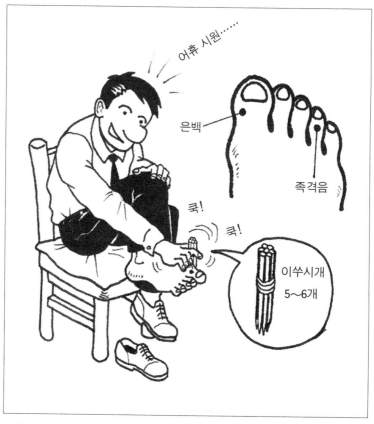

【그림 A-4-1】 이쑤시개에 의한 자극

휴식을 취하기 때문에 졸음이 온다.

이를 식곤증이라고 하는데 졸음을 쫓기 위해서는 뇌의 작용을 촉진시켜 주어야 한다.

뇌의 작용을 촉진시키기 위한 도구로는 이쑤시개를 이용한 지압법이 효과적이다.

방법은 고무 밴드로 이쑤시개를 5개 정도 묶어서 그것으로 양 발의 엄지 발가락 발톱 끝 부분과 네째 발가락 발톱 끝 부분을 힘을 주어 눌러준다.

엄지 발가락에는 뇌의 활동과 관계가 깊은 은백혈이 있고, 네째 발가락에는 소화기와 연결되어 있는 격음혈이라는 지압점이 있다(그림 A-4-1).

식후에 졸음을 쫓기 위하여 뇌를 자극하면 피가 뇌로 올라와 소화 기능이 저하된다. 그러므로 뇌의 자극이 멈추면 다시 내장으로 피가 내려가 마찬가지로 졸음이 온다.

따라서 뇌와 내장을 동시에 자극해서 균형있게 혈액 분비를 하는 것이 졸음 추방을 위한 가장 적절한 방법이다.

자극을 가할 때의 주의점은 자극 부위에 손바닥 끝을 대고 힘을 주어 찌르는 것이다.

이렇게 하면 힘이 분산되지 않고 곧바로 모이므로 효과적으로 자극을 주게 된다.

이 요법을 시행할 때는 구두를 벗고 직접 찔러 자극을 주어야 한다. 양말은 신고 실시해도 상관없다.

5. 볼펜으로 발바닥 찌르기
-졸음 퇴치-

볼펜으로 발바닥 찌르기 운동은 졸음을 추방하는데 도움이 된다.

책상에 앉아 공부할 때는 머리 속이 맑고 집중력이 강화되어 있는 상태여야 한다. 그러나 항상 이런 상태를 유지하기란

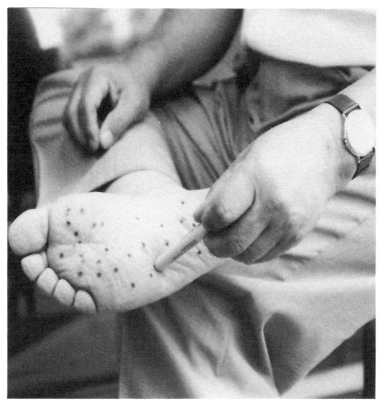

【그림 A-5-1】 볼펜으로 발바닥 자극

힘든 일이다.

다른 일을 생각하거나 꾸벅꾸벅 졸게 되면 좀처럼 공부의 능률이 오르지 않는다. 특히 졸음이 밀려오게 되면 공부하고 싶은 의욕은 완전히 상실되고 만다.

수험 공부 등 상당히 긴장된 상황에서는 졸립다고 해서 그대로 마음 편하게 자버릴 수도 없는 노릇이다.

이를 악물고 하루의 할당량을 달성하지 못하면 합격은 기대하기 힘들다.

샐러리맨에게 있어서도 상황은 같다. 다음날까지 제출할 보고서가 있을 때는 아무리 졸음이 엄습해 와도 주어진 일을 마쳐야만 한다.

이럴 때, 졸음을 퇴치할 수 있는 좋은 방법이 있다. 그것은 발바닥 전체를 볼펜 두껑 등으로 가볍게 찔러주는 자극법이다.

너무 끝이 예리한 것은 상처가 나기 쉬우므로 적당히 뾰족한 것을 선택한다.

이 발 요법은 리드미컬하게 발바닥 전체를 골고루 자극해 주는 것이 비결이다.

그러면 발의 혈액 순환이 좋아져 점차 뇌의 혈액 순환도 활발해진다.

또한 경락을 통해 자극이 뇌에 전달되기 때문에 뇌의 신경이 흥분되고 결과적으로 졸음을 추방할 수 있다.

이 방법으로 졸음이 가시지 않을 경우에는 발등을 찔러 본다. 그리고 발가락의 발톱 밑부분과 좌·우의 중앙 부위를 자극하는 것도 좋은 방법이다.

처음에는 강한 자극으로 인해 졸린 느낌이 들지만 2~3차례 반복하면 눈이 번뜩 떠지게 될 것이다.

발등과 발톱 밑부분은 피부가 매우 연약하다. 너무 세게 찌르지 않도록 주의하기 바란다.

연한 부분을 너무 강하게 자극을 주어서 상처를 낸다면 회복되는데 시간을 요한다.

6. 발의 전후 직선 마찰 운동
-배설 촉진-

아침에 일찍 일어나서 걱정되는 것이 쾌변이다. 특히 변비증이 있는 사람은 더욱 그렇다.

등교와 출근을 코 앞에 두고 허둥지둥 준비를 하는 아침 시간에 커다란 걱정거리는 과연 쾌변을 볼 수 있을 것인가 하는 문제이다.

쾌변을 볼 수 있을 것이라고 생각했다가 순조롭게 변을 보지 못했을 경우, 그날 하루는 완전히 의욕이 떨어지고 만다.

이럴 때에도 발 요법을 이용해서 그 위력을 발휘해 보자.

규칙적인 쾌변을 위한 발 요법은 아침 식사를 마치고 신문을 읽으면서 잠시 동안의 휴식을 취할 때 실시한다.

이 요법은 테이블에서 신문을 읽을 때 양말을 벗은 발바닥을 마루바닥에 맞대고 앞뒤로 문지르는 방법이다.

이것만으로도 내장은 충분히 활성화되어 쾌변을 볼 수가 있다.

맨발인 두 발을 가지런히 모아 앞뒤로 문지르면서 움직여 준다. 그 다음에는 한 발씩 5~6회 정도 반복한다.

이것을 발바닥에 열이 날 때까지 계속한다.

이때 주의할 점은 발을 마루바닥에 딱 붙이고 사이가 뜨지 않도록 한다. 그리고 될 수 있으면 직선운동의 앞뒤 폭을 넓게 하여 움직이는 것이 효과가 높다.

이와 같은 발바닥 운동은 하루 밤 사이에 굳어버린 몸과 무릎의 관절을 유연하게 해 주고 피의 흐름을 좋게 한다.

이렇게 해서 혈액 순환이 좋아지면 내장의 활성화에 영향을 주고 쾌변을 도와준다.

대변은 건강의 바로미터이다.

건강한 사람은 매일 정기적으로 대변을 보게 된다.

만약 변비가 된다면 그날 하루가 불쾌한 것 이외에도 여드름, 기미 등이 생겨 고민에 빠질 것이다.

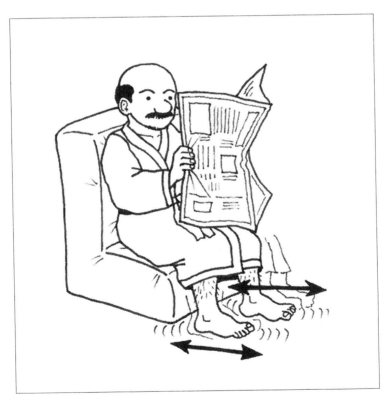

【그림 A-6-1】 발바닥 전후 마찰

균형있는 식사와 함께 쾌변을 보는 것은 건강한 생활의 지름길이다. 그렇기 때문에 매일 아침 신문을 보면서 잠깐씩 하는 발바닥 운동에 습관을 들이게 되면 건강 증진의 효과를 충분히 만끽할 수 있다.

신문을 읽을 때는 자연스럽게 발바닥 운동을 동시에 할 수 있도록 해 보자.

이를 매일매일 거르지 않고 실시하면 아침마다 쾌변의 행복감을 누릴 수가 있다.

변비 증세가 있는 사람들에게 특별히 권하고 싶은 방법이다.

7. 발목과 발가락 회전 운동
-소화 흡수력 증진-

침대에서 아침에 용수철처럼 튀어 나오는 현대인들이 많다.

이들 중 대부분은 아침 식사를 하는 둥 마는 둥 하는 사람이 태반이다.

어떤 사람들은 음식물을 씹지도 않고 삼켜버려 눈 깜짝할 사이에 식사를 마치는 수도 있다.

그러나 이것이 나이 먹어서까지 습관이 된다면 점차 위에 부담이 되어 위장을 망치게 된다. 음식물을 잘 씹지 않아 위장에 부담이 되면 두근거림과 위통의 증세가 나타난다.

이런 증상을 호소하는 샐러리맨 가운데 반 이상이 음식물을 씹지 않고 삽시간에 식사를 끝내는 습관을 가지고 있다.

음식물을 잘 씹는다는 것은 턱 운동을 하는 것이지만 턱은
위경과 연결되어 있으므로 위의 운동을 활성화시켜 준다.

하지만 샐러리맨들에게 아침 식사는 무엇보다도 시간적 여
유가 없기 때문에 천천히 오래 씹을 수 없는 실정이다.

이러한 사람들에게는 식탁에서 식사를 할 때 발목 운동을
하거나 발가락을 폈다 굽혔다 하는 운동을 권해 본다.

엄지 발가락과 둘째 발가락, 새끼 발가락은 소화기 계통과
연결된 경락이 있고 따라서 이곳을 자극시키면 장내의 음식물

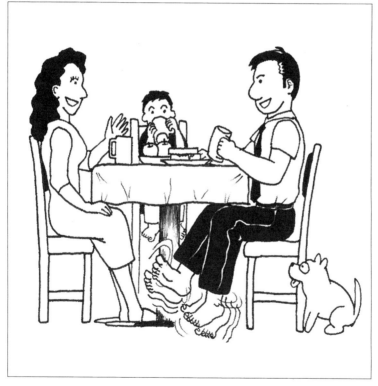

【그림 A-7-1】 발목과 발가락 회전 운동

이 부드럽게 소화, 흡수되어 변비나 설사를 방지해 준다.

식사 전에 이 발 운동을 하면 위와 장의 워밍업이 잘 된다.

식사를 하면서 발을 꼼지락거린다는 것이 나쁘다고 생각할 지도 모르지만 동작의 크기가 작으므로 주위 사람들이 눈치 챌 염려는 없다.

급하게 먹는 아침 식사 중에 발목을 움직이고 발가락을 굽 혔다 폈다 하면 마음에 여유를 가져다 줄 수도 있다. 그리고 이 운동은 음식물을 입 속에서 잘 씹는 것과 같이 음식물의 소 화, 흡수를 도와준다.

아침부터 에너지를 축적할 수 있는 원동력은 식사를 아주 맛있게 하는 것이다.

하루의 일을 보다 능률적으로 할 수 있는 비결은 대단한 것 이 아니다.

이처럼 식사 시간에 조금만 신경을 쓰면 소화 촉진에 도움 이 된다.

8. 발목 회전 운동
-피로 회복-

오래 의자에 앉아 있을 때 발목 회전 운동은 피로 회복에 도 움이 된다.

하루 종일 서 있는다거나 걷는 것은 무척 괴로운 일이다.

이에 비하면 앉아 있는 것은 행복한 편이지만, 오랜 시간 계 속해서 앉아 있기도 결코 쉬운 일만은 아니다. 비행기나 기차를 이용한 긴 여행이 피곤한 것은 오랜 시간을 의자에 앉아 있어야 하기 때문이다.

피로는 발에서부터 온다. 발의 피로를 풀기 위해서는 발을 자주 움직여 주어야 한다.

의자에 오래 앉아 있음으로 해서 생기는 발의 피로를 풀어주고, 나아가서 전신의 피로 회복을 위한 발 요법은 다리를 꼬고 앉아서 발목을 회전시켜 주는 것이다.

여유있게 의자에 기대 앉아 천천히 다리를 꼬는 동작은 긴장감을 해소시키는 심리적 효과가 있다.

양 다리를 서로 교대로 번갈아 가면서 꼬아주는 동작만으로

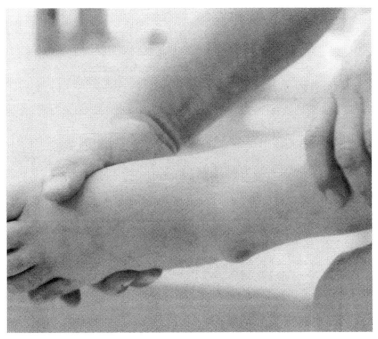

【그림 A-8-1】 발목 회전 운동

도 벌써 어느 정도의 피로감은 제거된다.

심신의 피로를 말끔하게 제거하기 위해서는 다리를 꼰 상태에서 발목을 회전시켜 준다.

발목 회전은 처음에는 새끼 발가락 쪽을 향해 즉, 바깥쪽으로 천천히 10여회 회전시킨다. 그런 다음은 반대로 엄지 발가락 쪽으로 10여회 발목을 돌려준다.

이 운동을 반복하면 발목을 통해 여섯 개의 경락—췌경, 위경, 방광경, 신경, 간경, 담경—이 자극되어 기능이 높아진다.

예를 들어 위가 지나치게 피로감을 느낄 때 위경을 자극하면 위가 활성화되므로 결국 피로가 회복된다.

또 기분이 울적해서 도저히 일할 마음이 생기지 않을 때는 방광경의 자극이 폐기능을 높여주므로 상쾌한 기분이 되도록 전환시켜 준다.

발목 회전 운동으로 체내의 신진대사는 왕성해지고 몸에 고여있는 피로 요소가 밖으로 배출되어 몸 전체의 피로가 회복된다. 피로가 쌓여있을 때는 손에 힘을 주어 발목을 보다 세게 회전시키면 효과를 높일 수 있다.

의자에 앉아 있을 때 발목 회전 운동은 권장할 만하다.

9. 발등을 누르고 발 관절 전후 운동
-트림 방지-

한 손으로 발등을 누르고 다른 손으로 발 관절의 전후 운동을 시키는 것은 위의 활성화에 도움이 된다.

온 가족이 즐겁게 식사를 마친 후 과식을 한 탓으로 트림을
마구 해대는 멋없는 아버지들이 흔히 있다.

미국에서는 이 트림이 방귀 이상으로 매너없는 행위로 비난
을 받는다.

우리나라에서는 아직 그런 관습은 없지만 모처럼 즐거운 분
위기를 그르치는 행위임에는 틀림없다.

발 요법은 이러한 트림에 대책을 세워주는 역할도 한다.

트림이라는 것은 식사 때 음식물과 함께 삼킨 공기가 식도

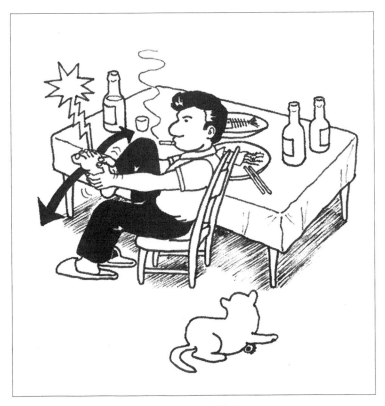

【그림 A-9-1】 발등 누르기와 발 관절 전후 운동

320

를 통해 다시 밖으로 나오는 현상이다.

음식물이 소화될 때 공기가 조금씩 위로 올라오는데 트림이 계속해서 나오는 것은 바로 이런 점에 연유한다.

이때 발바닥에 자극을 주어 위의 작용을 활성화시키면 소화 기능이 높아져서 몇 차례씩 나는 트림을 단 한 번에 끝낼 수가 있다.

식사 후 화장실에 가서 크게 트림을 한 차례 하고 나면 단란한 분위기를 깨뜨리지 않게 된다.

발 요법은 트림을 방지하기 보다는 한 번에 처리를 해 주는 것이다.

구체적인 트림 대책은 발 관절 앞면의 중앙 힘줄 사이에 있는 움푹 들어간 부위를 눌러준다.

여기에는 해계혈이라고 하는 위경과 통하는 지압점이 있다.

이곳을 한쪽 엄지 손가락으로 강하게 눌러주면서 다른 한쪽 손으로는 발목을 앞뒤로 굽혔다 폈다 한다.

이 굴신작용에 의해 위경에 대한 자극이 강력해지고, 위의 작용은 급격히 활발해진다.

시간은 좌우 양쪽발을 5분 정도 해주면 상쾌한 기분으로 테이블에 앉을 수 있다.

친할수록 예의를 지켜야 한다는 점을 자녀에게 가르치기 위해서는 이 발 요법으로 트림 대책을 강구해야 한다.

현대인들은 주변 사람들을 위해 트림 관리를 잘 해야 문화인이 될 수 있다.

B 장소에 따라 할 수 있는 운동

1. 침대 위에 누워 발 흔들기
-피로 회복, 숙면-

하루 활동의 피로를 풀기 위해 침대 신세를 지는 것은 내일을 위해 좋은 일이다.

수면은 건강 유지를 위해서 불가결한 요소이다. 그러나 하루의 업무 및 공부로 피로가 축적되면 좀처럼 숙면을 취할 수가 없다. 특히 다리가 피로하면 수면 중에 다리에 경련이 일어나는 경우가 있다. 그러므로 잠들기 전에 발의 피로를 충분히 제거해 주어야 한다.

간단한 방법으로는 침대 위에 누워 양쪽 다리를 높게 올리는 발 요법이 있다.

이때 양 손을 함께 올리면 효과는 배가 된다.

이렇게 한 뒤에 천정을 향해 올린 양 손과 발을 관절의 힘을 빼고 흔들어 준다.

발목의 관절을 중점적으로 세게 흔들면 무거웠던 다리가 점차 가벼워진다.

하루 종일 업무에 시달리면서 가장 피로가 쌓이기 쉬운 부위가 바로 다리이다.

온종일 서있게 되면 혈액 순환이 악화되어 다리에 피가 몰리고 붓는 경우도 있다. 다리를 높이 올려주면 혈액 순환을 촉진하는 심장의 부담이 줄게 된다.

그 결과 발 끝에 몰렸던 혈액이 허파로 돌아가 산소를 충분히 보급하여 전신으로 흐르게 해준다. 이렇게 해서 피로가 회복된다.

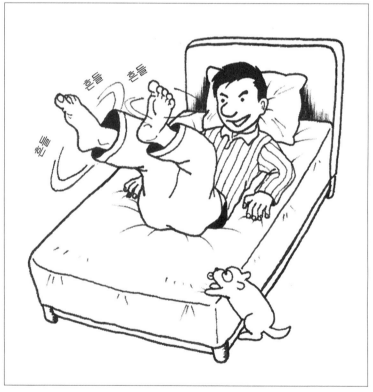

【그림 B-1-1】 침대에서의 발 흔들기

또한 발을 흔들어줌으로써 근육과 인대가 움직여 산소 공급이 왕성해진다. 그리고 이들 부분의 피로소도 방출된다. 신체의 피로가 회복되면 숙면은 보장되는 셈이다.

발을 들고 흔드는 운동은 웨이트리스나 백화점의 점원 등 하루 종일 서서 일하는 직장인에게 특히 효과적인 방법이다.

매일 밤 4~5분 간 발을 흔들어 주면 부은 다리도 가라앉고 충분한 수면을 취할 수 있어 상쾌한 기분으로 아침을 맞게 될 것이다.

날마다 잠 못 이루어 고생하시는 분들은 한번씩 시행해 보기 바란다.

2. 변기에 앉아 발가락의 굴신 운동
-위장의 활성화-

현대의 양변기 화장기에서는 의자에 걸터앉는 모양이 되므로 재래식 화장실에 비해 손과 발을 자유롭게 움직일 수 있다.

편한 자세이기 때문에 배변 시간이 길어지게 되고 화장실에 앉아 있는 동안 심심함과 지루함을 느끼게 된다. 그래서 화장실 사용 중에 조간 신문을 다 읽어버리는 사람도 있다.

신문을 읽는 것에 한하지 않고 화장실에 책장을 만들어 놓은 사람도 있다고 한다.

이렇듯 화장실 이용 시간을 유효하게 보내고 싶은 생각은 누구라도 가지고 있다.

건강을 생각하면서 유용하게 화장실에서 시간을 보내자면

이 양변기 화장실은 발 운동 요법을 실시할 수 있는 적격의 장소이다.

여기에서는 변기에 걸터앉아 발가락 전체를 굽혔다 폈다 하는 굴신 운동을 한다. 마치 굼벵이가 움직이듯이 한다. 이 운동 역시 위장의 기능을 높여 준다.

보통 슬리퍼를 신으면 슬리퍼 속에서는 발가락을 움직이기가 편하다.

발가락 굴신 운동에서는 특히 위장 등 소화기 계통의 지압점이 있는 둘째 발가락과 간장이나 신장의 지압점이 있는 새끼 발가락 그리고 네째 발가락에 힘을 주어 굽혔다 폈다를 한다.

소화된 음식물은 최종적으로 몸의 오른쪽에서부터 항문 쪽

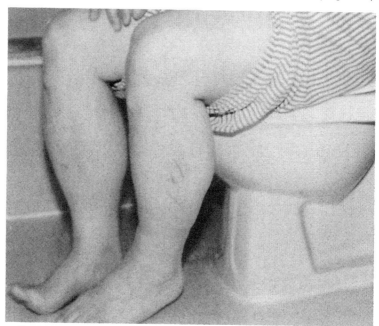

【그림 B-2-1】 변기에 앉아 발가락 운동

으로 보내지도록 되어 있다.

이러한 몸의 구조를 인지하고 이 운동도 오른쪽 발가락에서 부터 시작하여 왼쪽으로 옮겨간다.

이것을 약 2~3분 가량 실시한다.

발가락을 굽히면 장이 수축되고, 발가락을 펴게 되면 장도 따라서 펴진다. 그러므로 발가락 굴신 운동을 하면 장이 활성화되어 대장 속에 있는 변의 운송을 촉진시켜 준다. 대변에는 음식물로 생긴 가스 이외에도 몸에서 만들어진 노폐물이 섞여 있다.

결국 장은 몸에 유해한 독소를 배설해 주는 곳이다. 그렇기 때문에 오랫동안 변비가 지속되면 몸에 이상이 생기고 체내에 독소가 가득 차게 된다.

아무튼 변을 오래 몸 안에 담아 두는 것은 좋지 않다. 화장실에서 잠시 동안 하는 발가락 굴신 운동에 의해 노폐물은 깨끗이 배설하고 전신의 건강이 보강될 수 있다.

이런 발가락 굴신 운동은 판단력과 이해력을 증진시키고 피로 회복에도 공헌한다.

3. 소변을 볼 때 발 뒤꿈치 들기
─정력 증진─

아침 잠은 방광의 충만으로 깨기 마련이다. 따라서 아침에 일어나면 사람들은 대체적으로 화장실부터 가게 된다.

자고 있는 동안 가득 고여 있는 소변을 기분좋게 배설해 내

326

고 나면 그날의 일과가 개운하게 시작될 것이다.

그런데 점차 나이를 먹음에 따라 소변 줄기의 힘은 쇠퇴해 간다. 장년층의 사람들이 자신의 나이를 통감할 때가 찔끔거리는 소변 줄기를 보면서부터이다.

'젊었을 때는 이러지 않았는데……' 라고 아무리 안타까와해도 나이는 속일 수 없다. 하지만 이것은 결코 비관할 일이 아니다.

소변을 볼 때 까치발로 서 있어 보라.

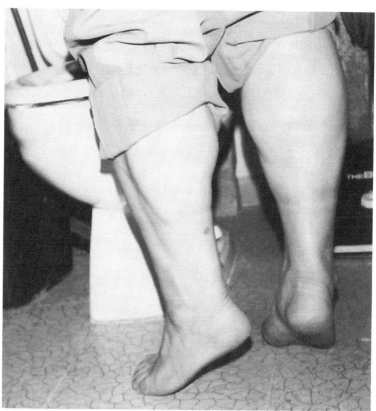

【그림 B-3-1】 소변 볼 때 발 뒤꿈치 들기

발 뒤꿈치를 들고 발가락으로 서서 소변을 보는 것이다. 그러면 자신도 놀라울 정도로 소변이 힘차게 나온다.

엄지 발가락으로만 딛고 서서 소변을 보면 한층 더 효과가 있다. 소변을 볼 때마다 까치발을 하는 요법은 생식 기능을 높여준다.

발가락 끝은 남성의 생식 기능과 밀접한 관계가 있다. 특히 엄지 발가락 끝의 움푹한 곳을 '귀두'라고 부르기도 한다. 그래서 옛날부터 임포텐츠인 경우에는 발 끝을 자극하는 치료법을 써왔다.

실제로 임포텐츠로 고민하는 사람이 소변을 볼 때마다 까치발로 서는 것을 습관화하여 효과를 본 경우가 있다.

생식 기능이 약한 남자는 엄지 발가락의 '귀두'를 누르면 피부가 푹 들어간 채 회복이 더딘 것이 특징이다.

이런 사람은 생식 기능의 일차적인 위험 신호이므로 소변을 볼 때 까치발 드는 것을 습관화하도록 노력하여야 한다.

한편 발가락 끝의 움푹 패인 곳은 여성의 불감증 치료에도 관계가 있다.

화장실에서 쭈그리고 앉을 때 발 뒤축을 세우면 효과를 보게 된다.

많은 경험자들의 이야기이니 참고하기 바란다.

4. 한 발로 다른 발의 발등 밟기
―스트레스 해소―

복잡한 현대를 살아가는 우리는 주변으로부터 많은 스트레스를 받고 있다.

현대인들에게 스트레스 해소법은 삶을 살아가는 '지혜'의 하나로 꼭 필요한 것이다.

스트레스를 풀기 위해 사람들은 술을 마시기도 하고 운동으로 땀을 흘리기도 한다. 그만큼 스트레스 해소법은 사람에 따라 천차만별이다.

그런데 가장 스트레스를 해소하여야만 하는 사람일수록 바쁘고 시간이 없는 경우가 허다하다.

바빠서 스트레스를 풀 수 없는 사람은 발 요법을 이용하면

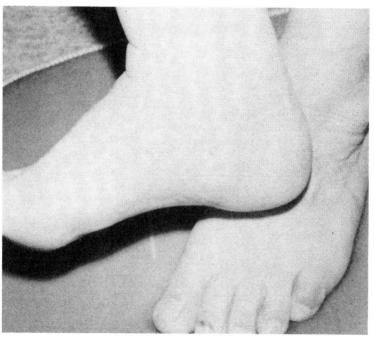

【그림 B-4-1】 발등 밟기

시간과 돈을 투자하지 않아도 가볍게 일로 인한 피로를 풀고, 스트레스를 해소할 수 있다.

이것은 회사의 업무를 일단락 짓고 난 후의 휴식 시간을 이용해서 발에 자극을 주는 요법이다.

이 발 요법만으로도 하루의 스트레스가 바람과 함께 사라져 버리고, 내일을 향한 새로운 마음과 에너지가 축적된다.

이 발 운동 요법을 실시할 때는 구두와 양말을 벗고 맨발인 상태가 바람직하다.

처음 시작은 오른발 뒤꿈치로 왼발의 발가락을 엄지 발가락부터 차례로 세 번씩 밟아준다. 다음에는 발을 바꾸어 오른발의 발가락들을 똑같이 밟아준다.

이렇게 양 발이 모두 끝나면 이번에는 왼발 뒤꿈치로부터 시작해서 이를 반복한다.

발가락에는 뇌와 내장, 혈관 등에 연결되어 있는 많은 지압점들이 모여 있다. 그러므로 이 부분의 자극은 혈액 순환을 원활하게 해주고 내장의 신진대사를 촉진시켜 전신의 기능을 활성화시키는 역할을 한다. 그리고 뇌에 신선한 피를 순환시켜 뇌의 작용을 높여 주기도 한다. 이에 따라 스트레스는 자연스럽게 해소되어진다.

쾌적하고 충실하게 매일을 생활해 나가자면 스트레스가 축적되어서는 안 된다.

매일매일 업무가 끝난 뒤 앞에서 말한 발가락 밟기 요법을 계속해 주면 하루의 스트레스가 시원하게 해소되어 항상 상쾌한 기분일 수가 있다.

이 요법은 적어도 술로 스트레스를 푸는 방법보다는 훨씬 경제적이고 건강한 스트레스 해소이다.

술보다는 발등 밟기로 스트레스를 해소해 보라.

5. 서서 오래 독서할 때 한쪽 다리 흔들기
-눈의 피로 회복-

전철에 서서 독서하는 인구가 증가되고 있다.

최근에 시내 중심가 곳곳에 대형 서점이 들어서고 있는 경향이 있다.

삭막한 빌딩 숲 속의 서점들은 도시인들에게 안온한 휴식의 장이 되기도 하고 지식의 보고이기도 하다. 그래서 이러한 서점들은 항상 많은 손님들로 붐비기 마련이다.

그런데 서점을 찾는 대부분의 손님들은 '서서 있는 손님들'이다. 샐러리맨들 가운데에도 퇴근 후에 서점에 들러 책 보는 것을 일과로 삼고 있는 사람들이 적지 않다.

이렇게 책읽기를 좋아하는 사람들은 당연한 일이지만 눈이 쉬 피로해지고 시력이 점차 떨어지게 된다.

이런 사람들에게 권하고 싶은 발 요법은 서서 책을 읽을 때 할 수 있는 방법이다.

오랜 시간 서 있으면 자신도 모르는 사이에 몸에 이상이 생길 수 있다. 그러므로 가만히 서 있기만 할 것이 아니라 한 쪽 발을 이용한 발 요법을 실시해서 피로를 풀어주어야 한다.

그러기 위해서는 먼저 한쪽 발에 중심을 잡고 다른 한쪽 발

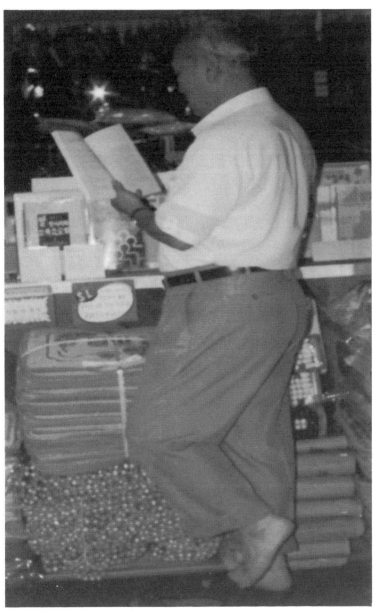

【그림 B-5-1】 서서 독서할 때 한 발 들기

을 바닥에서 떨어질 듯 말 듯하게 들어 올린다. 그런 뒤 뗀 발을 가볍게 지면과 평행이 되도록 흔들어 준다.

이것이 서점에서 할 수 있는 발 요법이다.

인간의 몸에는 안쪽에는 간경, 바깥쪽에는 담경이라고 하는 자극을 전달해 주는 경락이 연결되어 있다.

이들은 각각 간장과 담으로 통한다. 발을 안팎으로 움직이게 되면 이 두 경락을 자극하게 되므로 내장의 운동을 활성화시켜 준다.

그 중에서 특히 간장은 혈압의 조절에 밀접한 관계가 있기 때문에 발을 안쪽으로 움직여서 간경을 자극하면 혈압이 적당하게 조절되어 피로로 충혈된 몸이 점차 회복되게 된다. 또 간장의 작용은 뇌의 작용과도 연관이 있다.

따라서 이 발 요법으로 눈의 피로 회복을 돕는 동시에 뇌의 운동을 활성화시키는 일석이조의 효과를 거두게 된다.

한 쪽 발로 서 있으면 몸의 중심이 그쪽으로 치우치기 때문에 오랫동안 계속 서 있으면 두 발로 서 있을 때보다 금방 피로해 진다.

그러므로 이 발 요법을 실시할 때는 좌우 발을 1~2분씩 교대로 움직여 가면서 하여야 쉽게 피곤해지지 않는다.

6. 뒤로 걷기 운동
-건망증 예방-

뒤로 걷기 운동은 뇌를 활성화시키는데 도움이 된다.

　귀가 후 시간이 나거나, 특별한 예정이 없는 일요일 오후에는 아이를 데리고 가벼운 운동겸 산책을 하는 것도 건강 유지를 위한 좋은 방법이다. 이럴 경우에도 발 요법을 통해 건강 증진을 도모할 수 있다.

　효과적인 방법은 똑바로 앞을 향한 채 뒤쪽으로 걷는 것이다. 이 뒤로 걷기 운동은 노후의 불안 요소 중 하나인 건망증의 예방 작용을 한다.

　공원에서 실시하면 자동차나 자전거와 부딪칠 염려도 없고, 아이에게 안전을 확인하도록 해 두면 다른 사람에게도 폐가 되지 않는다.

　이 뒤로 걷기는 뇌의 작용과 깊은 관계가 있다. 건망증이란, 노화와 함께 뇌의 혈액 순환이 쇠퇴해지면서 뇌 세포가 파괴되고 그 작용이 극단적으로 저하되면서 생기는 질병이다. 그러므로 이 질병을 예방하기 위해서는 평상시부터 뇌를 자극하여 그 작용을 활성화시켜 둘 필요가 있다.

　이 뇌에 대한 자극으로는 뒤로 걷기 운동이 극히 유효하게 작용한다.

　인간은 평상시에는 앞을 보고 걷는 것이 일반적이다. 그 결과 뇌의 내부 작용 부분 및 뇌의 사고·판단 시스템이 고정되고 만다. 그러나 뒤로 걷는 운동을 계속하면 뇌 내부에서 새로운 부분이 작용을 하고 그 작용에 맞는 시스템도 새롭게 만들어진다.

　이 일련의 작용이 뇌의 활성화에 연결된다.

　뒤로 걷기의 효용은 건망증 예방 뿐만 아니라 참신한 발상

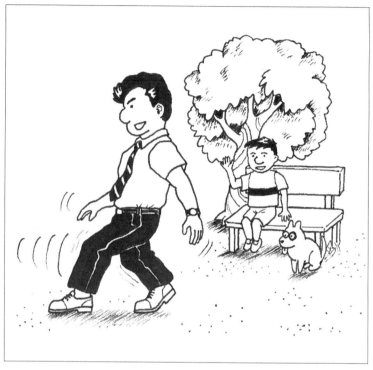

【그림 B-6-1】 뒤로 걷기

효과와도 연관이 있다.

예를 들어, 비즈니스상의 문제 발생, 혹은 좋은 아이디어 발상을 위해 고민할 때 뒤로 걷기 운동을 실시하면 뜻밖의 효과를 기대할 수도 있다.

기분 전환을 하고 싶을 때는 이 뒤로 걷기 운동을 실시하도록 습관을 들여 보도록 하자.

아이들과 함께 하는 뒤로 걷는 운동은 가족의 화목을 위해서도 좋고 위와 같이 건강에도 좋은 운동이다.

7. 줄넘기 운동
-관절의 탄력 강화-

줄넘기 운동은 짧은 시간 내에 할 수 있는 운동으로 권장할 만한 것이다.

일찍 귀가한 날이나 휴일에는 건강 유지를 위하여 아이들과 함께 운동을 즐기는 아버지들이 늘고 있다.

아버지와 아이들이 즐길 수 있는 운동은 종류가 많지만, 그 중에서도 줄넘기는 손쉽고, 발 운동에 있어서 건강 증진에 매우 적합한 운동이다.

줄넘기에도 여러 종류가 있는데 기본 동작은 발 끝으로 뛰어 올라 다시 발 끝으로 착지하는 방법이다.

발 끝의 강한 탄력을 사용하면 발이 단련되고 나아가 운동 신경도 강화된다.

줄넘기는 상당히 격한 운동이다.

이것은 권투 선수가 트레이닝에 사용하는 것을 보아도 알 수 있다.

다리만의 운동처럼 보이지만, 실은 전신 운동이다. 특히 손과 발을 격하게 움직이므로 뇌에 대한 자극이 크다. 또한 에너지 소비량이 많아서 비만 체질에는 최적의 운동이라고 할 수 있다.

비만과 식사량과는 밀접한 관계가 있으므로 먹은 분량 만큼의 칼로리를 반드시 줄넘기를 통해 소비하도록 습관을 들이면

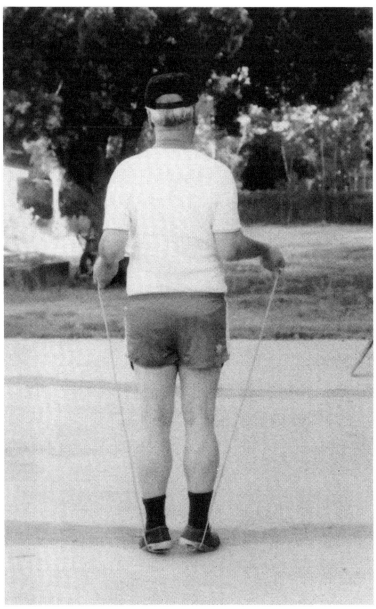

【그림 B-7-1】 줄넘기 운동

감량도 그다지 고민거리가 되지는 않을 것이다.

소위 비만형 체질인 사람은 땀을 흠뻑 흘릴 정도로 줄넘기를 하면 가벼운 몸을 유지하는데 도움이 된다.

그리고 줄넘기는 운동 신경을 강화시키는 우수한 작용을 할 뿐 아니라 발가락 끝, 발목, 무릎, 허리 등 각각의 관절을 강하게 단련시켜 준다.

더욱이 이들 관절이 강화될 때마다 뇌에 연결된 경락을 자극하므로 내장의 신진대사도 활발해진다.

이렇게 신체의 여러 부분을 사용하는 운동은 많지 않다. 게다가 장소를 차지하지도 않으며, 도구도 간단하여 누구나 손쉽게 즐길 수 있다.

줄넘기 운동으로 건강을 유지하고 아이들과의 관계를 친밀하게 하여 화목한 가정을 이룬다면 더할 나위 없이 좋다.

아이들은 부모와 같이 하는 운동을 좋아한다.

© 발 사용과 마사지

1. 발 사용과 노망기

인간의 뇌세포는 140억 정도라 하며, 성인이 되면 하루에 10만 개 정도는 소멸된다고 한다.

이 뇌의 작용은 이성(理性)의 작용을 위시하여 본능(本能)의 작용, 그리고 신체 운동에 이르는 심신(心身)의 모든 활동을 지배하고 있다.

뇌의 기능은 전신으로부터 전달되는 여러가지 자극에 의해 가동되고 있는데, 그 중에서도 발을 사용한 근육의 움직임에 따른 자극이 뇌세포의 활성화에 큰 역할을 다하고 있는 것이다.

발에는 넓적다리에서 발 끝에 이르는 부위에 전신의 근육의 3분의 2가 모여 있다. 따라서 발을 충분히 사용하면 뇌는 항상 자극을 받아 그 작용이 활발해지는 것이다.

평소에 잘 걷는 사람에게 공통되는 특징은 발 전체에 윤기가 있으며, 훌륭한 발의 굴곡을 지닌 사람이 많다는 점이다.

환경적으로 걷는 일이 적은 현대인은 의식적으로 걷는 일에 신경을 쓰고, 동시에 발바닥 자극의 실천으로 발을 항상 자극하여 뇌신경을 활발하게 작용시키도록 힘써야만 한다.

인체의 모든 부분은 쓰지 않고 있으면 위축되어 쇠약해지게 된다. 무릇 인체의 생리는 일상 쓰이고 있는 부분만을 주로 발달시키고 쓰지 않고 있는 부분은 영양의 배분을 적게 공급하거나 경우에 따라 정지시키기도 한다. 근육 뿐 아니라, 마찬가지로 뼈도, 혈관도, 내장도 적당하게 사용하므로써 기능을 발휘하고 쇠퇴를 방지하고 있는 것이다.

예를 들면, 호르몬제를 연속하여 복용하면 호르몬을 만드는 기관이 작용하지 않게 된다. 또 뇌도 항상 자극을 주므로써 급격한 쇠퇴를 방지할 수 있는 것이다.

2. 발을 사용하면 머리가 좋아진다

신문 기자는 흔히 발로 기사를 쓴다고 한다. 그만큼 움직이면서 생각하고 정보를 얻기 때문이다.

동서고금의 천재들도 발로 좋은 착상을 얻었다. 발을 사용해서 걷는 기본 동작이 두뇌의 체조와 연관이 있다고 생각한 천재들은 많이 있다. 그 일례를 소개해 본다.

우선 발에 주목을 한 사람은 '의학의 아버지'라 불리우는 고대 그리스의 히포크라테스이다. 그는 걷는 운동이야말로 두뇌 회전에 가장 좋다고 강조했다.

마찬가지로 고대 그리스의 철학자 플라톤과 그의 제자 아리스토텔레스는 보행(步行)을 사색하는데 있어 필수불가결한

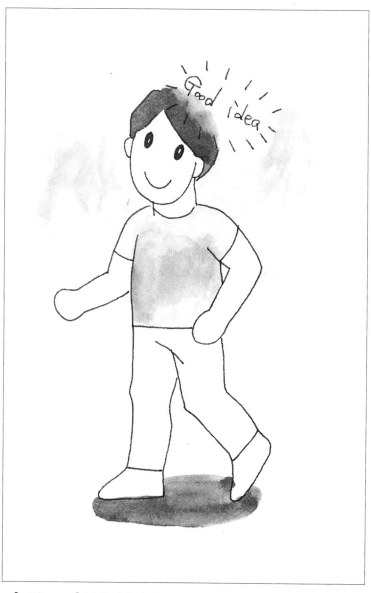

【그림 C-2-1】 발을 사용하면 머리가 좋아진다. 걷고 있을 때 좋은 아이디어가 떠오른다.

것으로 간주했다.

플라톤은 올리브나무의 그늘진 곳을 걸으면서 강의를 하고, 아리스토텔레스는 학교의 통로를 걸으면서 사색하고 수업을 했다. 그들이 소요학파로 불리우는 것도 바로 여기서 유래된 것이다.

18, 19세기의 영국 시인 워즈워드는 서재가 있는 곳이 어디냐는 질문을 받았을 때, '집에 있는 것은 도서관이며, 내 서재는 집밖에 있다'라고 대답했다.

이와같이 발을 사용해서 걷는 것과 두뇌와는 밀접한 관계가 있다.

걷거나 발을 사용하는 단순 작업은 뇌세포를 임전상태로 만든다. 뇌세포를 긴장시키면 뇌의 혈액 유입량이 증가하고 이에 맞춰 산소도 다량 뇌로 보내진다.

이에 따라 뇌의 활동레벨은 향상된다.

실제로 보행시에는 전체 뇌세포의 약 10% 가량이 기능을 향상시킬 수 있다고 한다.

이는 비단 보행에 국한되지 않는다. 발을 적극적으로 사용하기만 하면 뇌세포는 활발한 작용을 하게 된다.

이 사실은 동양 의학의 경락의 차원에서도 설명이 가능하다. 동양 의학에서는 내장을 발전소로, 뇌를 변전소로 생각한다.

발동을 하면 발전소에 해당되는 내장이 자극을 받아 에너지를 창출해 낸다. 이 에너지가 변전소에 해당하는 뇌로 흐르는데, 에너지가 크면 클수록, 뇌는 이것을 여러 가지 용도로 활용할 수가 있다.

두뇌와 발은 사용 방법에 따라 그리고 사용하면 할수록 발달하여 뜻밖의 기발한 착상이 떠오르기도 한다.

3. 발바닥의 마사지로 신체 관련 기관의 치료

발바닥에 분포되어 있는 반사구의 위치와 신체 부위와의 관계를 【그림 C-3-1】에서 볼 수 있다.

【그림 C-3-1】에서 발바닥에 분포된 반사구와 신체 부위와의 관계를 관찰할 수 있다.

반사구를 다른 말로 반응구라고 할 수도 있다. 반사구의 위치는 학자에 따라 약간씩 차이가 있기도 하다.

반사구란 인체 각 기관의 신경이 집중된 곳으로 그 각각의 집중점은 인체 구조의 각 부분과 밀접한 반응 관계를 가지고 있다.

이것을 동양 의학의 침구술에서는 경혈이라 하고 신경의 통로를 경락이라고 한다.

발의 건강법으로 마사지는 한 마디로 말한다면 몸 안의 각 기관에 해당하는 신경의 집중점을 찾아 손이나 다른 기구로 자극하는 것을 의미한다. 즉, 각 기관의 반사구를 자극하여 그에 반응하는 기관의 기능을 촉진시켜 자연적으로 어떤 병을 치유케 하는 것을 말한다.

이런 효과를 얻기 위해서는 상호 관련된 반사구를 누르기도 하고, 비비고, 문지르고, 주무르고 하여 결국 발에 쌓인 노폐물인 유독소를 부수고 녹여 정맥을 통해 신장으로 운반한다. 이것을 다시 신장에서 걸러 피를 깨끗이 하고 노폐물을 몸 밖

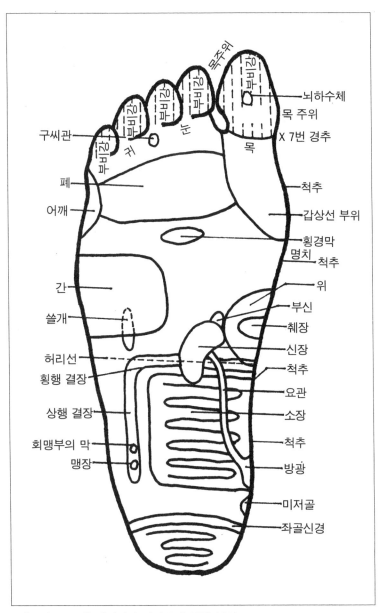

구씨관
폐
어깨
간
쓸개
허리선
횡행 결장
상행 결장
회맹부의 막
맹장

목주위
발가락
발가락
발가락
눈
귀
발가락
목
발가락

뇌하수체
목 주위
X 7번 경추
척추
갑상선 부위
횡경막
명치
척추
위
부신
췌장
신장
척추
요관
소장
척추
방광
미저골
좌골신경

【그림 C-3-1】 발바닥의 반사구와 신체 부위

344

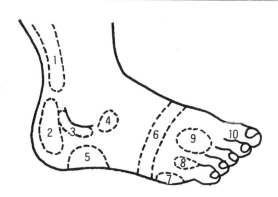

① 임파선(전신) ② 생식기(난소·난관 또는 고환·부고환) ③ 고관절
④ 임파선(상체) ⑤ 무릎 ⑥ 횡경막 ⑦ 어깨 ⑧ 균형 기관 ⑨ 가슴
⑩ 관자놀이, 삼차신경 ⑪ 직장(치질) ⑫ 서혜부 ⑬ 임파선(복면) ⑭

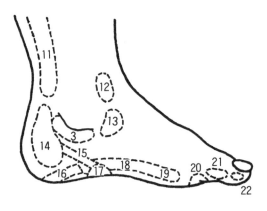

【그림 C-3-2】 발등의 앞뒤 옆의 반사구 ①

자궁 또는 전립선 ⑮ 음경, 요도 ⑯선골, 미골 ⑰ 방광 ⑱ 요추 ⑲
흉추 ⑳ 부갑상선 ㉑ 경부 척추 ㉒ 코 ㉓ 임파선(흉관) ㉔ 기관지
㉕ 편도선 ㉖ 아래턱 ㉗ 위턱

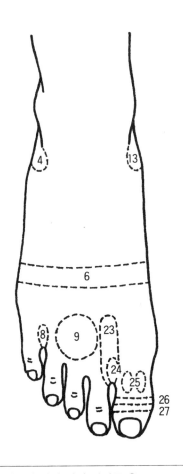

【그림 C-3-3】발등의 앞뒤 옆의 반사구 ②

346

으로 소변을 통해 배출시키게 된다.

신장은 우리 몸에 불필요한 노폐물을 여과해서 배출하는 기능을 한다.

신진대사의 결과로 생성된 노폐물의 배출은 인간에게는 최대의 문제다. 만일 노폐물을 배출하지 못하고 노폐물이 체내에 축적하게 되면 유독물질이 되어 인체에 상해를 주기 때문이다.

우리 체내에 있는 노폐물의 대부분은 신장에서 수뇨관, 방광, 요도를 통해서 몸 밖으로 배출된다. 그러나 일부는 피부를 통해서 땀과 같이 배출되고 또 일부는 간장에서 담낭 장관을 경유하여 항문을 통해 배설한다. 일부분은 기체로 허파를 통해 배출하게 된다.

4. 경혈과 신체 부위

한방의 침구 의학에서는 신경이 집중되어 있는 반사구를 경혈이라고 하고 신경의 통로를 경락이라고 한다. 따라서 경락은 몸 속의 내장 등을 지배하는 일종의 에너지(기혈)가 흐르는 길이다.

손발에는 경혈이 집중되어 있다.

【그림 C-4-1】에서 발바닥의 경혈과 신체 부위와의 관계를 볼 수 있다.

【그림 C-4-2】에서 【그림 C-4-5】는 발 외부에 분포된 신체 부위의 경혈을 나타내고 있다.

강에는 반드시 수원이 있고, 물이 흐르고 있는 이상 그 에너지가 솟아나는 곳이 있기 마련이다.

침구 의학에서는 이 에너지의 수원지 즉, 경락의 출발점을 에너지가 솟아나는 우물이라는 뜻으로 정혈(井血)이라고 부르고 있다. 이것이 경혈이다.

흐름을 조절하려면 수원의 원천을 지압 또는 마사지하는 것이 가장 효과적이다.

따라서 손발의 경혈 즉, 정혈이 여러가지 질병 치료에 이용되는 것은 그런 이유에서이다.

경혈을 주무르기만 하여도 온 몸의 혈관이 젊어지는 듯한 감정은 이런 이유에서이다.

일반인들이 가정에서 경혈 요법을 시행할 때 남의 손을 빌리지 않고 혼자서도 할 수 있다는 이점이 있다.

경혈 요법은 어디에서나 할 수 있는 것으로 건강 관리에 도움이 된다.

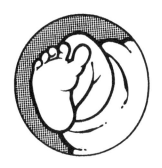

348

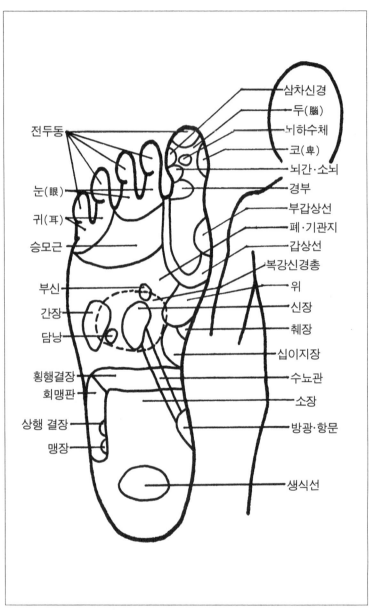

【그림 C-4-1】 발바닥의 경혈(經穴)과 신체 관계

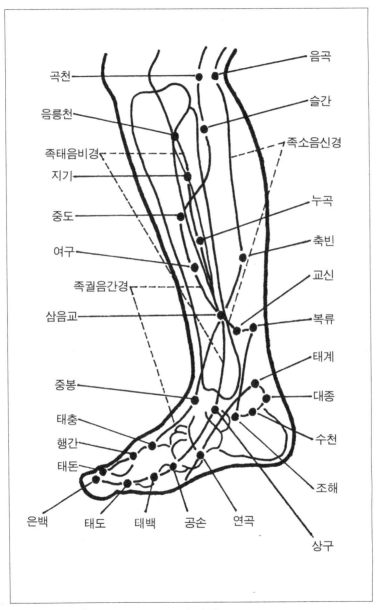

곡천

음곡

음릉천

슬간

족태음비경

족소음신경

지기

중도

누곡

여구

축빈

족궐음간경

교신

삼음교

복류

태계

중봉

대종

태충

행간

수천

태돈

조해

은백   태도   태백   공손   연곡

상구

【그림 C-4-2】 다리의 경락(經絡)과 경혈도(經穴圖)(안쪽면)

350

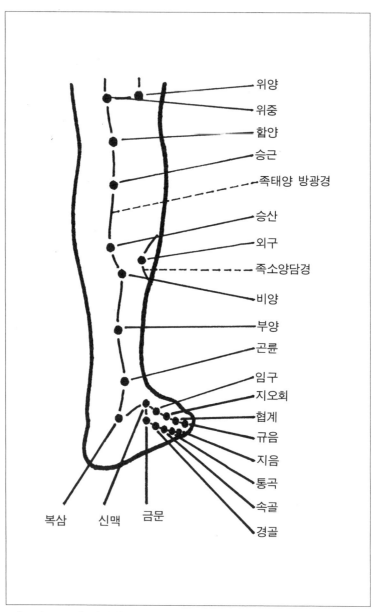

위양
위중
합양
승근
족태양 방광경
승산
외구
족소양담경
비양
부양
곤륜
임구
지오회
협계
규음
지음
통곡
속골
경골

복삼　신맥　금문

【그림 C-4-3】 다리의 경락(經絡)과 경혈도(經穴圖)(뒤)

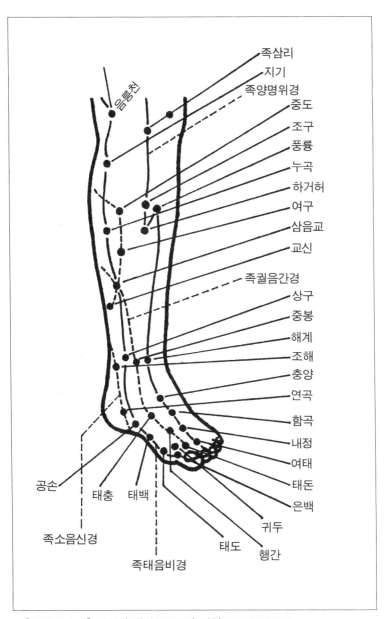

족삼리
지기
족양명위경
중도
조구
풍륭
누곡
하거허
여구
삼음교
교신

족궐음간경
상구
중봉
해계
조해
충양
연곡
함곡
내정
여태
태돈
은백

귀두

공손
태충   태백
족소음신경
태도   행간
족태음비경

【그림 C-4-4】 다리의 경락(經絡)과 경혈도(經穴圖)(앞)

352

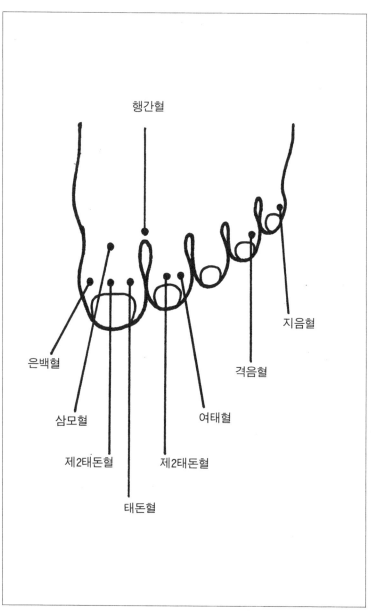

행간혈

지음혈

은백혈

격음혈

삼모혈

여태혈

제2태돈혈

제2태돈혈

태돈혈

【그림 C-4-5】 발톱 부위의 경혈도

부록(2)

동양 의학에서 배우는
가정 건강 지압

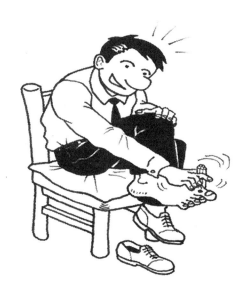

A 행복한 가정을 연출하는 부모 자식 간의 지압

1. 부모와 자식의 스킨 쉽을 겸해서

요즘 아이들은 몸집은 큰데 체력이 없다라고 걱정하는 어머니들이 많다. 사실, 학교에서 아침 조회 때 5분 정도 서 있기만 해도 여러 아이가 빈혈로 쓰러지는 것이 최근의 상황이다.

허약만이 아니다. 비만아도 큰 문제가 되고 있고 근시(近視)인 아이의 수도 놀랄 정도로 많다.

이와 같이 아이들의 질환이 늘고 있는 것은 사회 변화에 큰 영향이 있다. 식량 사정이 풍요로워지고 단 것이나 고칼로리 식사를 필요 이상으로 섭취하고, 게다가 학원을 다니느라 뛰어도 시간이 없으니 체력이 없는 것도 무리가 아닐지 모른다.

아이들에게서 자주 볼 수 있는 비만, 소화불량 등은 의사에게 데리고 갈 정도는 아니고 그렇다고 만성적이어서 집에서 치료하기 힘든 묘한 증상이다. 또 비록 의사에게 보여도 어린 만큼 약품의 부작용도 어른에 비해 심하게 미친다는 것도 간과할 수 없다.

지압은 그런 점에서 몸 전체의 신진대사를 활발하게 하고

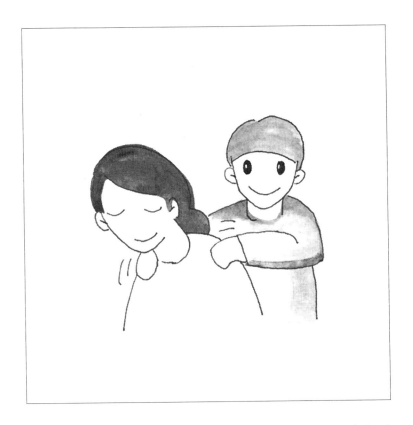

약한 세포를 되살리기 때문에 효과적이고 물론 아이들에게 아무런 부작용도 없어 안심하고 실시할 수가 있다.

매일밤 어머니가 아이에게 지압을 실시하는 것은 직접 아이의 건강 상태를 손을 통해 알 수 있고 아이에게 있어서도 일종의 스킨 쉽 역할을 하여 마음을 안정시키는 치료와는 별도의 효과도 있다. 또 매일 지압을 반복하는 것으로 내장이 튼튼해져 병 예방도 된다.

B 나약한 아이를 강한 아이로 만드는 지압 요법

1. 나약한 아이(내장 강화, 식욕 증진, 신경 안정 포함)를 강한 아이로 변모시켜주는 지압 요법

얼굴이 창백하고 여위고 힘없는 아이들이 늘고 있다. 도심에 많던 이런 경향이 요즘에는 지방에서도 늘고 있는 것 같다.

이런 아이는 대체로 내장이 약해 식욕이 없는 것이 특징이고 신경이 예민하다.

우선 치료로서는 학교나 가정에 갖고 있는 불안감을 제거하는 것에서부터 시작하여 느긋한 마음을 갖도록 지도한다. 그리고 위의 움직임을 활발하게 하는 지압을 실시하면 높은 효과를 올릴 수 있다.

2. 급소 찾기와 누르는 법

1. 안점(眼點) 누르는 법

보통으로 세어 1에서 5까지는 수직으로, 6, 7에서 그대로 힘을 위로 향해 누르고, 9, 10에서 힘을 뺀다.

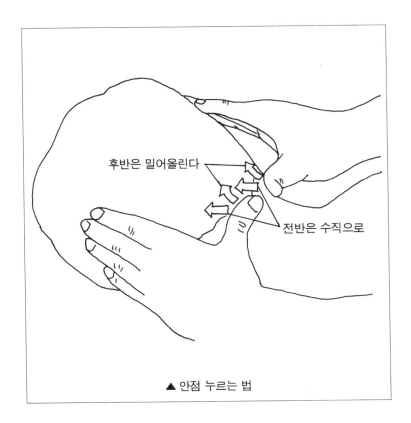

후반은 밀어올린다

전반은 수직으로

▲ 안점 누르는 법

2. 다리의 삼리(三里) 누르는 법

지압하는 다리의 반대쪽에 앉아 위에서 다리를 집듯이 엄지
의 제2관절을 급소에 댄다. 엄지는 다리와 평행이 좋다.

3. 급소를 짚는 실전 지압 요령

1. 목덜미의 오목한 곳

가볍게 15초 간 수직으로 3회 누른다→마음을 안정시키고

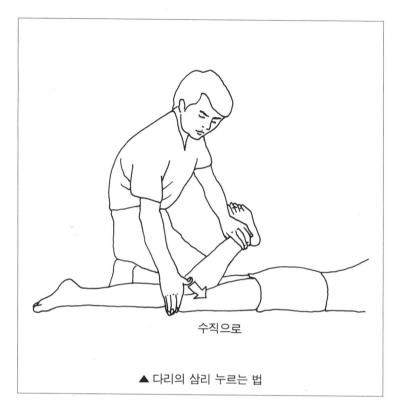

수직으로

▲ 다리의 삼리 누르는 법

불안감을 제거한다.

2. 안점(眼點)

가볍게 15초 간 힘의 방향을 바꾸어 3회 누른다(포인트①)→ 정신 안정을 기하고 몸의 컨디션을 정비한다.

3. 제6흉추점, 제7흉추점

가볍게 15초 간 수직으로 3회 누른다→위(胃)를 자극하여 움직임을 활발하게 한다.

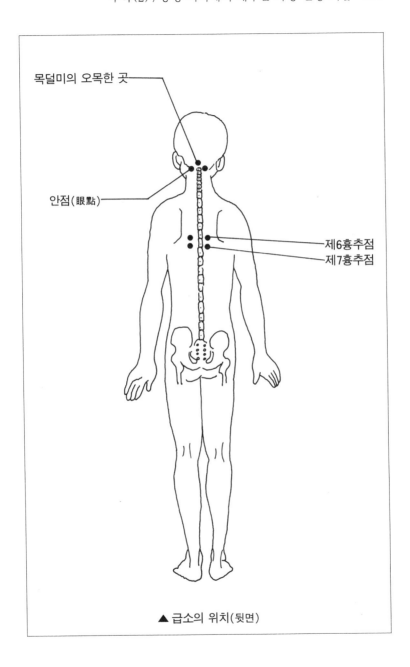

목덜미의 오목한 곳

안점(眼點)

제6흉추점
제7흉추점

▲ 급소의 위치(뒷면)

4. 다리의 삼리(三里)

가볍게 15초 간 수직으로 3회 누른다(포인트②)→식욕을 증
진시킨다.

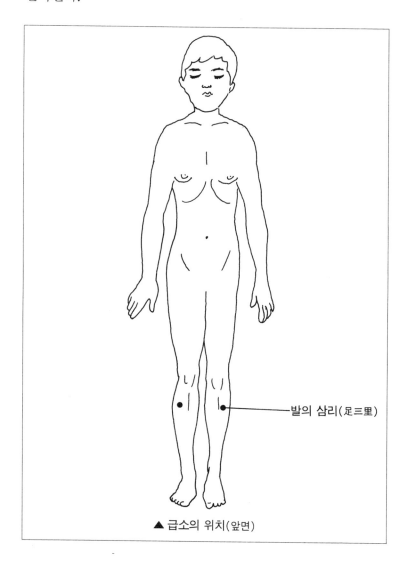

발의 삼리(足三里)

▲ 급소의 위치(앞면)

ⓒ TV 중독증 어린이에 특효인 지압 요법

1. TV 중독 어린이(가성 근시, 눈의 피로 포함)에게 잘 듣는 지압 요령(指壓療法)

TV 보급이 증가하여 한 집 한 대가 아니라 두 대, 세 대의 시대가 되었다. 그런데 이 TV 보급의 덕에 전국 초·중·고생 중에는 가성 근시(假性近視)가 급증하고 있다.

가성 근시는 눈을 움직이는 근육이나 신경에 부담이 지나치게 커 초점이 제대로 맞추어지지 않는 경우를 말하며 심해지면 진성 근시(眞性近視)가 된다.

이것을 방지하기 위해서는 눈의 피로를 없애야 한다. 정성껏 가볍게 급소를 누르기 바란다.

2. 급소 찾기와 누르는 법

1. 눈 주위의 점 누르는 법

안와(眼窩)를 따라 눈 주위를 인지의 지문부로 가볍게 누른다. 특히 윗눈꺼풀 주변은 손의 무게 만으로 충분하다.

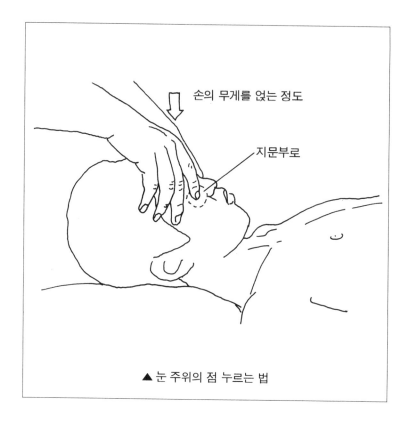

손의 무게를 얹는 정도

지문부로

▲ 눈 주위의 점 누르는 법

2. 안점(眼點) 누르는 법

힘이 지나치게 들어가지 않도록 손가락을 겹쳐 누르는 지압법은 피하고 좌우 엄지의 제2관절을 급소에 대고 힘을 가감하면서 누른다.

3. 급소를 짚는 실전 지압 요령

1. 관자놀이의 점

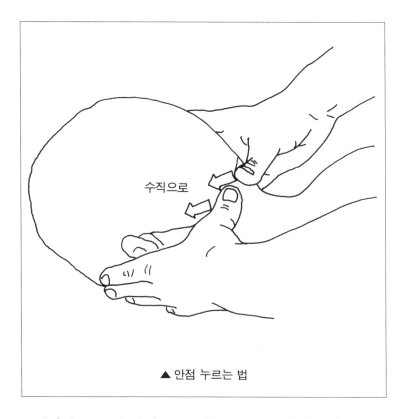

▲ 안점 누르는 법

가볍게 10초 간 수평으로 3회 누른다→눈의 피로에서 오는 두통(頭痛)을 제거한다.

2. 안점(眼點)

강하게 10초 간 수직으로 3회 누른다(포인트②)→눈에 관련되는 신경을 진정시킨다.

3. 눈 주위의 점

가볍게 15초 간 수직으로 3회 누른다(포인트①)→눈에 부수

364

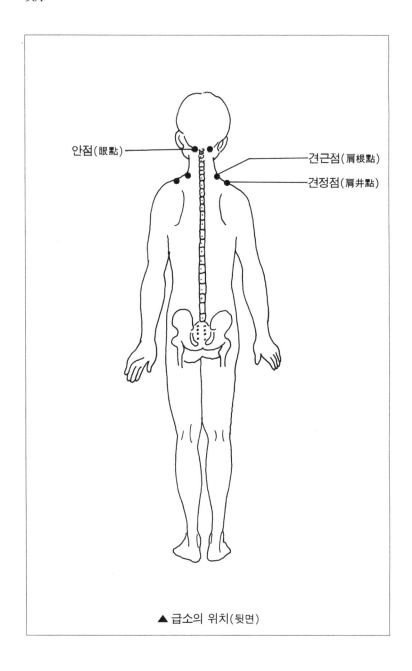

안점(眼點)

견근점(肩根點)

견정점(肩井點)

▲ 급소의 위치(뒷면)

(付隨)되는 근육을 회복시킨다.

4. 견근점(肩根點), 견정점(肩井點)

가볍게 10초 간 수직으로 3회 누른다→눈의 피로에서 오는
어깨 결림을 제거한다.

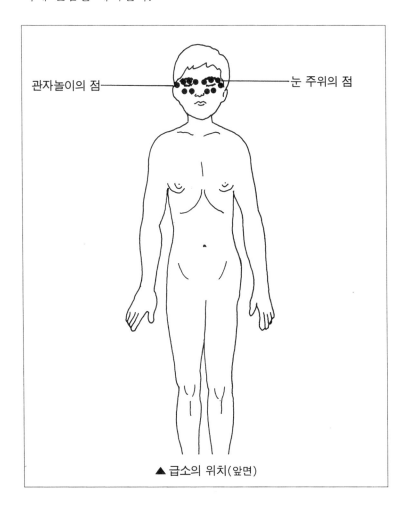

관자놀이의 점 ──────── 눈 주위의 점

▲ 급소의 위치(앞면)

D 코막힘을 치료하는 최신 지압 요법

1. 코 막힘에 잘 듣는 지압 요법

입을 헤하고 하루 종일 벌리고 있는 어린이가 있다. 코가 막혀 있기 때문에 숨쉬기가 힘들어 필연적으로 입으로 호흡을 해야하는 까닭이기 때문인데 주위에서 보고 있으면 걱정이 된다.

코막힘에는 감기에 걸려 비염을 일으켜 막히는 경우와 만성적으로 언제나 막혀있는 경우가 있다.

양쪽 모두 코가 막히면 안정하기 어렵고 모든 일에 집중력을 갖기 힘들다. 이 경우의 지압은 호흡기(呼吸器)를 자극하는 급소에 실시한다.

2. 급소 찾기와 누르는 법

1. 제4경추점 누르는 법

보통으로 세어 1에서 5까지는 목 중앙을 향해 누르고, 6, 7, 8에서 양쪽 엄지를 위로 밀어올려 9, 10에서 힘을 뺀다.

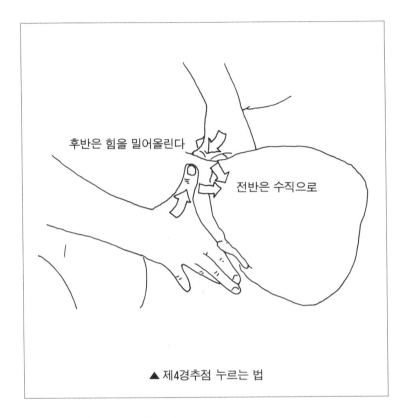

후반은 힘을 밀어올린다

전반은 수직으로

▲ 제4경추점 누르는 법

2. 견근점(肩根點) 누르는 법

4개의 손가락을 어깨 양쪽에 대고 엄지를 어깨선과 수직이 되게 하여 그 제2관절을 급소에 댄다. 양쪽의 힘이 배꼽 근처에서 만나는 느낌으로 누른다.

3. 급소를 짚는 실전 지압 요령

1. 제4경추점

약간 강하게 10초 간 힘의 방향을 바꾸어 3회 누른다(포인트

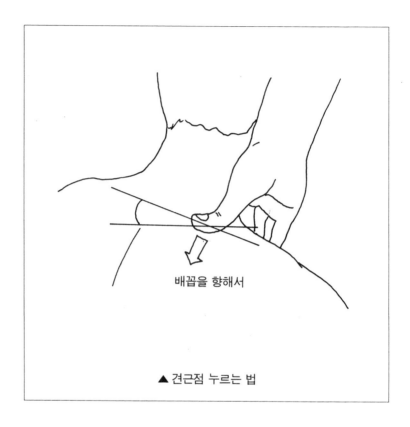

배꼽을 향해서

▲ 견근점 누르는 법

①)→코막힘을 제거하여 호흡을 편하게 한다.

2. 제5경추점

가볍게 15초 간 등뼈를 향해 3회 누른다→호흡기 계통(呼吸器系統)에 자극을 준다.

3. 견근점(肩根點)

가볍게 10초 간 수직으로 3회 누른다(포인트②)→코막힘이 원인인 어깨 결림을 해소한다.

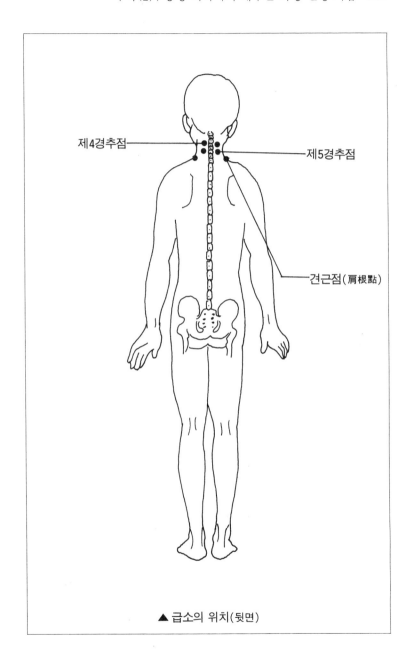

제4경추점

제5경추점

견근점(肩根點)

▲ 급소의 위치(뒷면)

E 불량 학생을 선도하는 특효 지압 요법

1. 학교에 가기 싫어하는 아이(끈기 없는 아이 포함)에게 잘 듣는 지압 요법(指壓療法)

무슨 일이든 쉽게 싫증을 내고 금방 포기해 버리는 아이들이 있다. 그래도 입학 전이라면 문제가 덜하겠지만 학교에 가게 되었는데 수업에 열중하지 못하고 성적도 좋지 않다. 그리고 성적이 나쁘기 때문에 학교에 가기 싫어하고 또 다시 그 때문에 성적은 떨어지는 악순환에 빠지는 경우도 있다. 이런 아이는 신경이 불안정하고 강한 불안감을 안고 있는 경향이 적지 않다. 우선 생활 환경을 바꾸고 전신의 밸런스를 잡는 급소를 중심으로 지압을 실시한다.

2. 급소 찾기와 누르는 법

1. 제12흉추점 누르는 법

양쪽 엄지의 제2관절을 급소에 대고 좌우 동시에 수직으로 누른다. 힘을 지나치게 넣지 않도록 요주의한다. 유년(幼年)일 경우에는 무릎을 구부리고 누르는 편이 좋다.

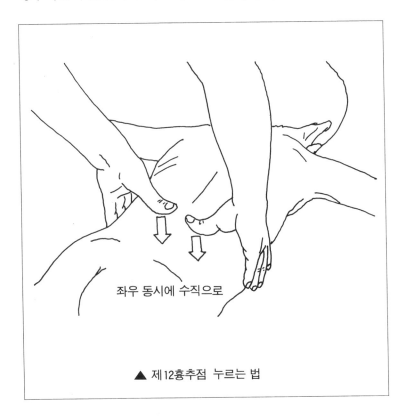

▲ 제12흉추점 누르는 법

2. 둔부 위 바깥쪽 가장자리의 점 누르는 법

두 손으로 원을 그리듯이 엄지를 좌우의 급소에 대고 상체를 가라앉히면서 힘을 넣는다. 두 손의 힘이 마주하도록 실시할 것. 적당한 속도로 진행한다.

3. 급소를 짚는 실전 지압 요령

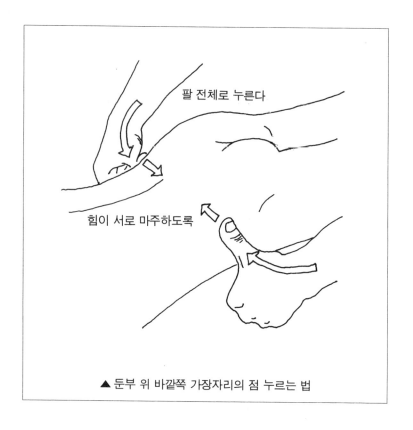

팔 전체로 누른다

힘이 서로 마주하도록

▲ 둔부 위 바깥쪽 가장자리의 점 누르는 법

1. 제4흉추점

가볍게 15초 간 수직으로 3회 누른다→끈기를 갖게 한다.

2. 제1요추점

가볍고 천천히 15초 간 수직으로 3회 누른다→호르몬의 밸런스를 정비한다.

3. 목덜미의 오목한 곳

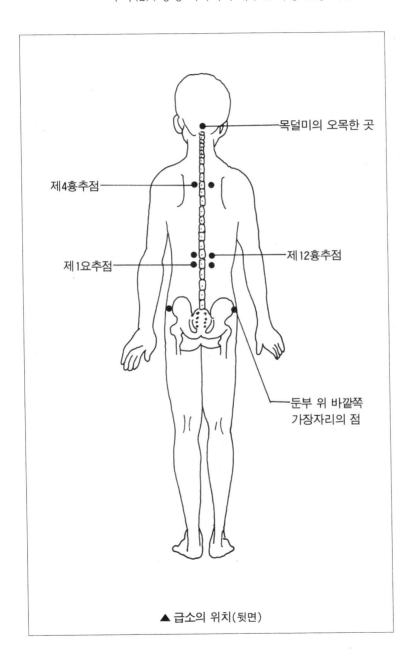

목덜미의 오목한 곳

제4흉추점

제12흉추점

제1요추점

둔부 위 바깥쪽
가장자리의 점

▲ 급소의 위치(뒷면)

보통으로 10초 간 수직으로 3회 누른다→신경 안정(神經安定)을 기한다.

4. 제2흉추점

가볍게 15초 간 수직으로 3회 누른다(포인트①)→호르몬 분비를 안정시킨다.

5. 둔부 위 바깥쪽 가장자리의 점

강하게 15초 간 수평으로 3회 누른다(포인트②)→강한 자극에 의해 전신에 활력(活力)을 넣는다.

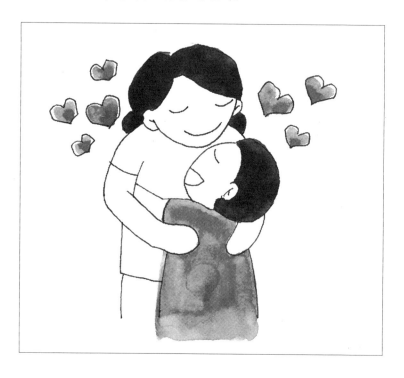

F 비만증(肥滿症)을 치료하는 특효 지압 요법

1. 비만아에게 특효인 지압 요법

어린이가 심하게 비만이 되는 원인으로서는 보통은 운동 부족을 들 수 있다. 그렇지 않아도 일상 식사가 고칼로리인데 운동도 하지 않고 단 것만 먹으면 칼로리의 소비와 섭취의 밸런스가 무너진다.

그러나 그 외에 호르몬 분비에 이상이 있는 경우나 정신적인 불만이나 스트레스가 식욕에 영향을 미쳐 마구 먹어대는 경우도 있다. 이상 비만(異常肥滿)일 경우에는 전문의의 진찰이 필요한 것이다.

매일하는 지압(指壓)이 효과적이다.

2. 급소 찾기와 누르는 법

1. 흉쇄유돌근(胸鎖乳突筋)의 2점 누르는 법

엄지를 흉쇄유돌근 바깥쪽에 수평으로 대고 힘을 약간 바깥쪽(흉쇄유돌근의 아래쪽)을 향하는 느낌으로 누른다. 너무 강하게 누르지 않도록 요주의한다.

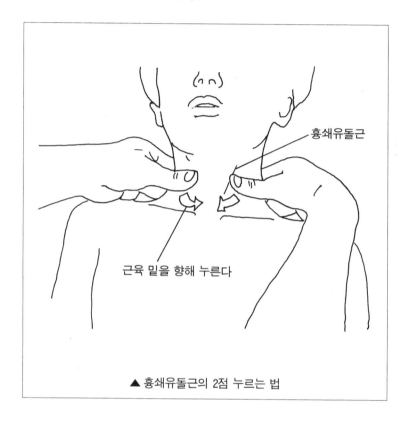

▲ 흉쇄유돌근의 2점 누르는 법

1. 제5요추점 누르는 법

보통으로 세어 1에서 4까지 가압(加壓)하고 5에서 11까지 수직으로 누른다. 12에서 15에 힘을 뺀다.

3. 급소를 짚는 실전 지압 요령

1. 안점(眼點)

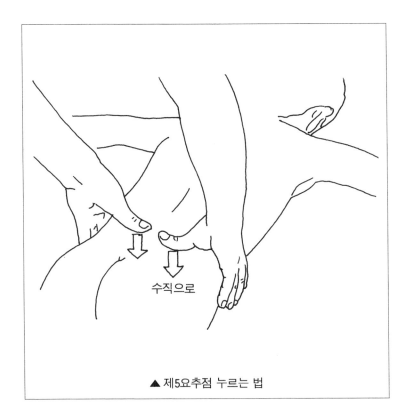

▲ 제5요추점 누르는 법

가볍게 15초 간 수직으로 3회 누른다→정신을 안정시키고 전체의 밸런스를 잡아 준다.

2. 제4경추점

가볍게 15초 간 수직으로 3회 누른다→신진대사(新陳代謝) 가 활발해 진다.

3. 제5요추점

가볍게 15초 간 수직으로 3회 누른다(포인트②)→축적된 지

378

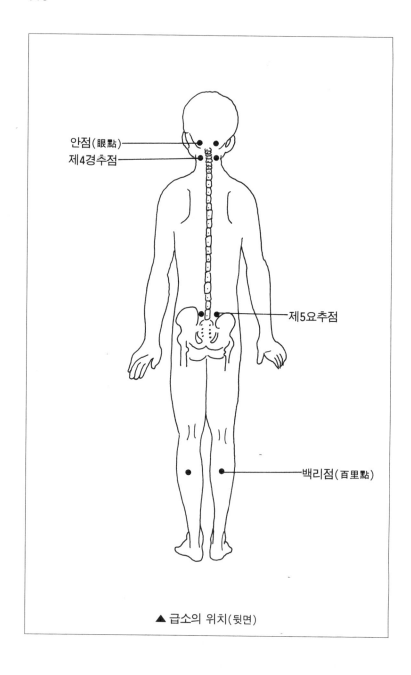

안점(眼點)
제4경추점
제5요추점
백리점(百里點)

▲ 급소의 위치(뒷면)

방을 빨리 분해한다.

4. 흉쇄유돌근의 점

가볍고 천천히 15초 간 수평으로 3회 누른다(포인트①)→갑상선을 자극하여 호르몬 분비를 높인다.

※ 결코 처음부터 강하게 누르지 않는다.

5. 백리점(百里點)

약간 강하게 10초 간 수직으로 3회 누른다→소화작용(消化作用)을 조절한다.

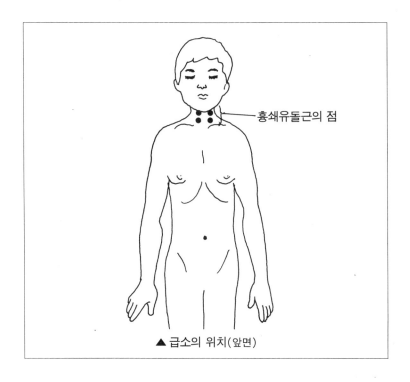

흉쇄유돌근의 점

▲ 급소의 위치(앞면)

G 소화불량 · 허약체질을 치료하는 지압 요법

1. 소화불량인 아이(신경 과민, 허약체질 포함)에게 특효인 지압 요법(指壓療法)

조금 피로하거나 정신적인 쇼크를 받으면 금방 설사를 한다. ── 소화불량(消化不良)인 어린이는 대체로 신경이 과민하고 허약하다.

소화불량이라는 것은 위장이 완전히 그 기능을 다하지 못하는 것이므로 우선은 소화기의 활동을 활발하게 하는 것에서 시작해야 한다. 또 내장도 정신의 동요에 금방 영향을 받으므로 침착한 마음으로 매일을 보낼 수 있도록 지도할 필요가 있다.

함부로 약물에 의존하는 것보다 이런 증상일 때야말로 지압이 높은 효과를 올린다.

2. 급소 찾기와 누르는 법

1. 제2, 제3요추점 누르는 법

보통으로 세어 1에서 5까지는 수직으로, 6, 7, 8에서 요추(腰椎)를 향해 9, 10에서 힘을 뺀다. 힘을 지나치게 넣지 않도록 요주의한다.

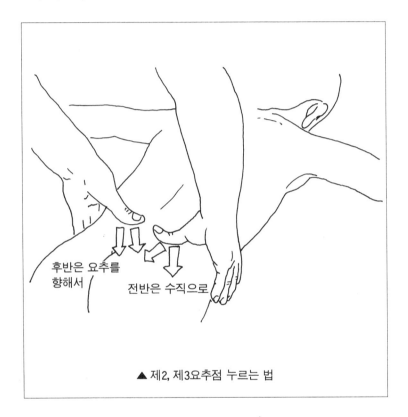

후반은 요추를 향해서

전반은 수직으로

▲ 제2, 제3요추점 누르는 법

2. 백리점(百里點) 누르는 법

양쪽 엄지의 제2관절을 십자형(十字形)으로 겹쳐 급소에 대고 다른 손가락을 밑으로 돌리고 다리를 두 손을 조이는 느낌으로 누른다.

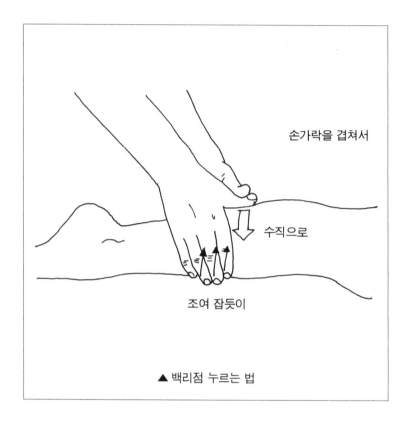

손가락을 겹쳐서

수직으로

조여 잡듯이

▲ 백리점 누르는 법

3. 급소를 짚는 실전 지압 요령

1. 제6흉추점, 제7흉추점
보통으로 10초 간 수직으로 3회 누른다→위(胃)를 자극하여
소화 활동을 활발하게 한다.

2. 백리점(百里點)
보통으로 10초 간 수직으로 3회 누른다→반사점, 소화기의

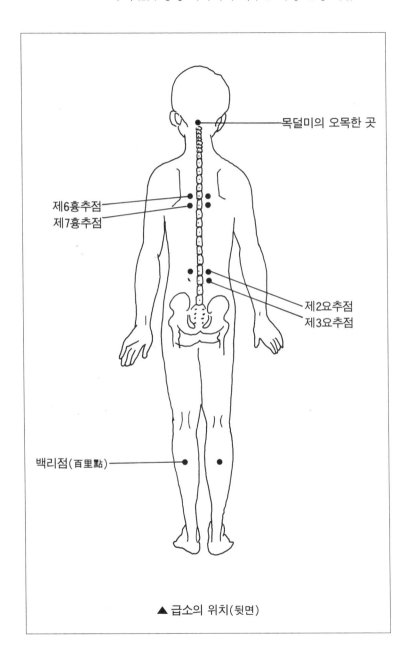

목덜미의 오목한 곳

제6흉추점
제7흉추점

제2요추점
제3요추점

백리점(百里點)

▲ 급소의 위치(뒷면)

활동을 활발하게 한다.

3. 목덜미의 오목한 곳

보통으로 10초 간 수직으로 3회 누른다→내장 활동(內臟活動)을 활발하게 한다.

4. 제2요추점, 제3요추점

가볍게 천천히 15초 간 힘의 방향을 바꾸어 3회 누른다(포인트①)→장(腸)을 자극하여 작용을 높인다.

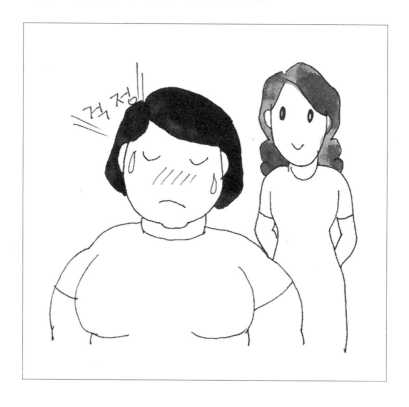

ⓖ 성적 향상에 절대 도움되는 특수 지압 요법

1. 성적이 오르지 않는 아이에게 특효인 지압 요법(指壓療法)

머리를 좋게 하는 지압이라고 해서 학교 성적이 좋아지는 지압이라는 뜻은 아니다. 요는 뇌의 활동을 활발히 하고 정신 상태를 평정하게 유지하여 모든 일에 의욕을 갖도록 하는 것이 목적이다.

이것은 단시간에 즉시 효과(效果)가 나타나는 것은 아니지만 어머니도 초조해 하지 말고 끈기있게 매일 반복하는 것이 중요하다.

두부(頭部)에 자극을 주어 혈행(血行)을 좋게 해서 피로를 푸는 급소를 중심으로 지압을 실시하는데 자신을 갖고 계속하는 것이 제일이다.

2. 급소 찾기와 누르는 법

1. 안점(眼點) 누르는 법

양쪽 엄지를 십자형으로 겹치고 보통으로 세어 1에서 5까지
는 수직으로, 6, 7, 8에서 손가락을 위로 향해 누르고, 9, 10에
서 힘을 뺀다.

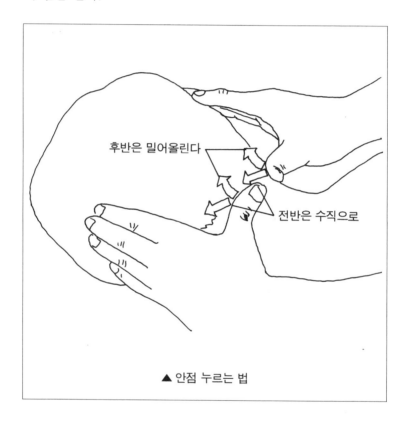

후반은 밀어올린다

전반은 수직으로

▲ 안점 누르는 법

2. 백리점(百里點) 누르는 법

양쪽 엄지의 제2관절을 십자형(十字形)으로 겹쳐 급소에 대
고 다른쪽 손을 밑으로 돌려 다리를 양 손으로 조이는 듯한 느
낌으로 누른다.

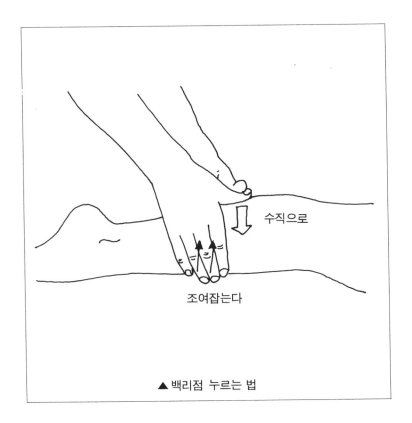

수직으로

조여잡는다

▲ 백리점 누르는 법

3. 급소를 짚는 실전 지압 요령

1. 안점(眼點)

가볍게 10초 간 힘의 방향을 바꾸어 3회 누른다(포인트①)→
신경계통(神經系統)을 자극하여 안정시킨다.

2. 백리점(百里點)

강하게 10초 간 수직으로 3회 누른다(포인트②)→머리의 피

388

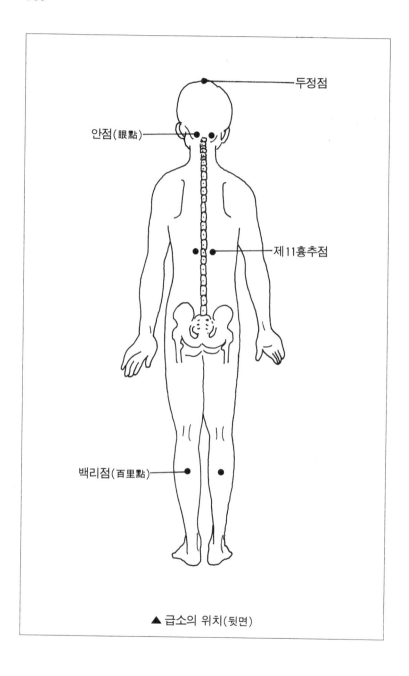

두정점

안점(眼點)

제11흉추점

백리점(百里點)

▲ 급소의 위치(뒷면)

를 내리고 피로를 제거한다.

3. 두정점(頭頂點)

조금 강하게 10초 간 수직으로 3회 누른다→뇌(腦)의 혈행 (血行)을 좋게 한다.

4. 제11흉추점

가볍게 10초 간 수직으로 3회 누른다→뇌(腦)에 자극을 주어 활동을 촉진시킨다.

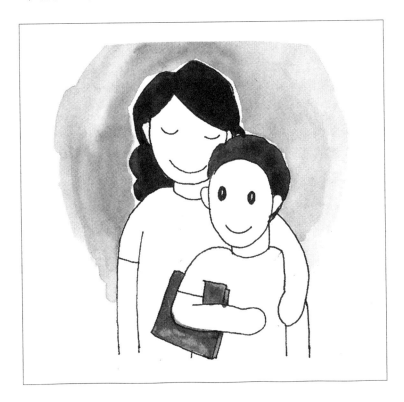

▮ 지압(指壓)을 알면 건강한 삶을 영위할 수 있다

1. 일상 생활의 개선도 잊지 말고

남녀 간의 불평등을 없애는 운동이 왕성하게 일고 있다. 분명히 사회적으로는 남녀 평등이 이루어지고 있고 그것이 바람직한 지 모르지만 육체적으로는 역시 남녀 간에는 큰 차이가, 즉 여성에게는 임신, 출산을 위한 기능이 갖추어져 있다.

이 때문에 여성의 몸의 구조나 그 작용은 남성에 비해 훨씬 복잡하고 델리케이트하게 만들어져 있다.

옛부터 자주 이야기 되어 오는 '혈도(血道)의 병'은 여성의 몸의 이상과 같은 델리케이트한 구조 때문인 것이다.

여성 특유병 중 가장 많은 것이 생리에 관한 것이다. 정신적인 쇼크를 받는 것 만으로 생리 불순이 나타나고 내장에 질환이 있거나 호르몬의 밸런스가 깨지면 그것은 금방 월경 주기, 지속 일수, 경혈량(經血量) 등의 변화로 표면에 나타나는 것이다.

여성 특유의 병은 특히 하나의 내장에 원인이 있는 것이 아니고 여러가지 요소가 복잡하게 얽혀있는 경우가 대부분이다. 때문에 치료 방법으로서도 전체의 밸런스를 정비하고 모든 기

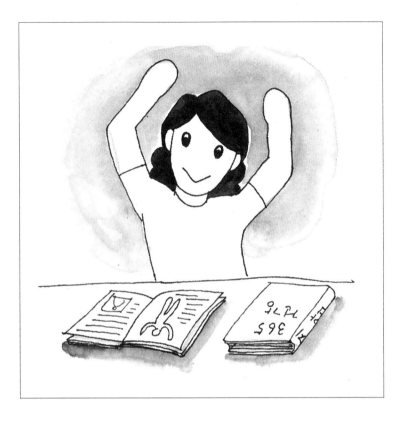

능의 작용을 활발하게 하는 것이 중요하다는 것은 알고 있을 것이다.

생리 기능에 직접 자극을 주는 급소와 몸의 제기관(諸器管)의 작용을 평소대로 유지하는 급소를 조합한 지압을 실시하지 않으면 여성 특유의 병은 완치할 수 없다.

또 여성의 병은 지압만이 아니고 일상 생활 개선도 따라야 한다. 비만을 걱정한 나머지 제대로 식사를 하지 않는 젊은 여성을 종종 보는데 그러면 장래의 임신, 출산도 곤란해진다. 자신의 사명을 잊지 말고 좀더 자신을 소중히 하기 바란다.

J 생리통(生理痛)을 치료하는 최신 지압 요법

1. 생리통(생리불순 포함)에 잘 듣는 지압 요법(指壓療法)

생리 때 허리가 아프다, 하복부가 아프다, 나른하다 라는 불쾌감을 호소하는 여성이 많은 것 같다. 대부분의 사람은 처음 1, 2일이 지나면 괜찮아지지만 더러는 집안 일도 할 수 없이 누워 지내는 사람도 있다.

또 그외 생리 이상으로써 달아오름, 두통, 냉증 등을 들 수 있다. 이런 경우 우선 평소부터 몸을 소중히 하는 동시에 호르몬의 밸런스를 정리하고 골반 내부(骨盤內部)의 혈행(血行)을 좋게 하는 지압이 효과를 올린다.

2. 급소 찾기와 누르는 법

1. 무릎 위의 점 찾는 법

무릎을 꾹 눌렀을 때 무릎 소승(小僧)의 상부 바깥쪽에 생기는 고랑 상단부의 반대쪽, 그림과 같이 오른손을 무릎에 대었을 때 인지의 지문부에 해당한다.

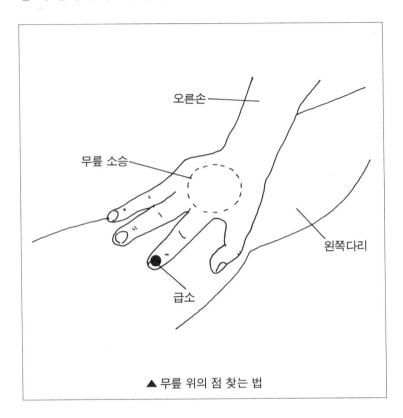

오른손

무릎 소승

왼쪽다리

급소

▲ 무릎 위의 점 찾는 법

2. 제3, 제4요추점 누르는 법

보통으로 세어 1에서 5까지 수직으로, 6, 7, 8에서 요추를 향해 누르고, 9, 10에서 조용히 힘을 뺀다.

3. 급소를 짚는 실전 지압 요령

1. 제2요추점, 제3요추점, 제4요추점

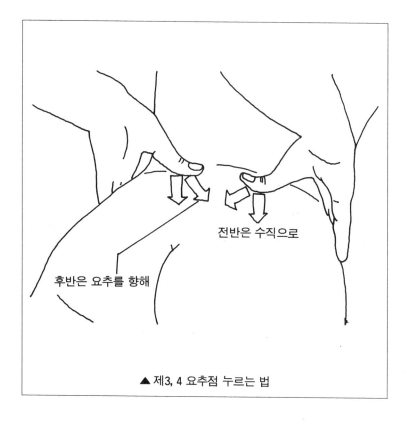

전반은 수직으로

후반은 요추를 향해

▲ 제3, 4 요추점 누르는 법

가볍게 3회, 힘의 방향을 바꾸어 10초 간 누른다(포인트②) →골반 내부(骨盤內部)의 혈행(血行)을 좋게 한다.

2. 좌우 둔부 중앙의 점

가볍게 15초 간 수직으로 3회 누른다→생리 작용(生理作用) 을 정상으로 유지한다.

3. 백리점(百里點)

가볍게 15초 간 수직으로 3회 누른다→생리 이상(生理異常)

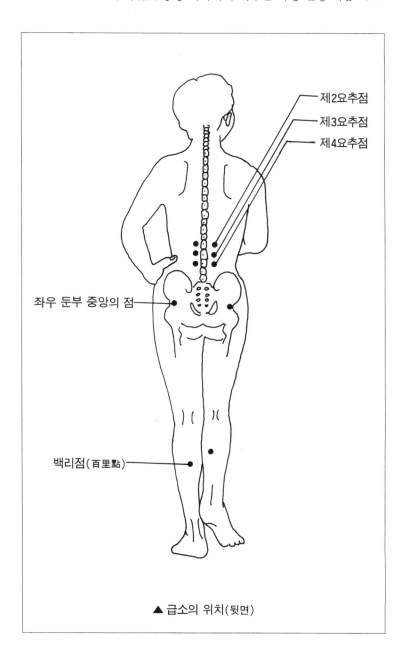

▲ 급소의 위치(뒷면)

을 고친다.

4. 무릎 위의 점

가볍게 15초 간 수직으로 3회 누른다(포인트①)→혈행(血行)을 좋게하여 생리 이상(生理異常)을 고친다.

5. 안쪽 복사뼈 바로 아랫점

강하게 10초 간 수직으로 3회 누른다→생리불순(生理不順)에서 오는 불쾌한 증상을 제거한다.

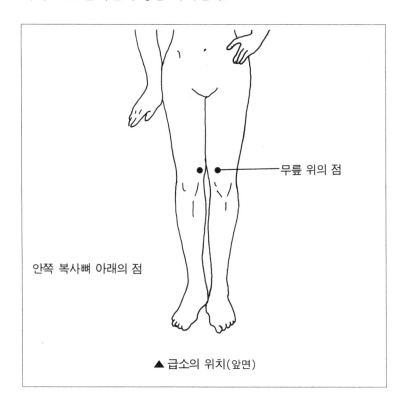

무릎 위의 점

안쪽 복사뼈 아래의 점

▲ 급소의 위치(앞면)

K 냉증(冷症)을 치료하는 특효 지압 요법

1. 냉증(냉난방병 포함)에 잘 듣는 지압 요법

요즘에는 겨울은 물론이고 여름에도 냉증으로 고생하는 여성이 늘고 있다. 이것은 냉방이 되고 있는 방에 하루 종일 있는 것이 원인이다.

이상하게도 냉증은 우리나라 여성에게 많다.

냉증의 원인은 아직 해명되어 있지 않지만 일단 자율신경(自律神經)이 흐트러져 호르몬 장해가 일어나는 동시에 혈행(血行)이 나빠지기 때문이라고 생각되어지고 있다. 그러므로 냉증(冷症)의 치료에는 호르몬의 기능을 정비하는 급소와 찬 부분의 혈행을 좋게 하는 급소가 중심이 된다.

2. 급소 찾기와 누르는 법

1. 후대퇴부(後大腿部)의 중앙점 누르는 법

양쪽 엄지를 제2관절에서 겹쳐 넓적다리 뒷쪽 중앙의 점에 대고 수직으로 힘을 주어 강하게 누른다.

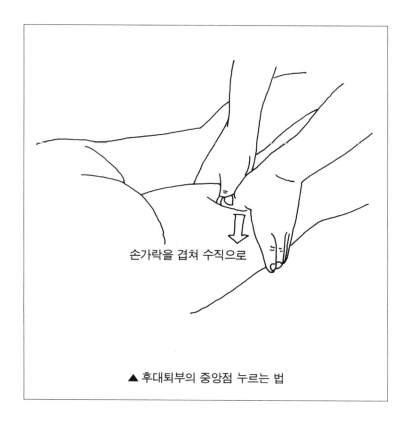

손가락을 겹쳐 수직으로

▲ 후대퇴부의 중앙점 누르는 법

2. 배꼽 밑 9cm점 찾는 법

배꼽 밑에 손바닥을 옆으로 대었을 때 그 맨 밑으로 배꼽 바로 아래점이 이 급소가 된다.

3. 급소를 짚는 실전 지압 요령

1. 제11흉추점

다소 강하게 10초 간 수직으로 3회 누른다➡내장(內臟)에

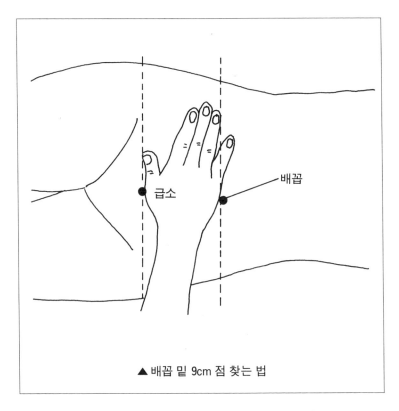

▲ 배꼽 밑 9cm 점 찾는 법

직접 자극을 주어 그 기능을 강화한다.

2. 제2요추점

다소 강하게 10초 간 수직으로 3회 누른다→허리 주변의 혈행(血行)을 좋게 한다.

3. 배꼽 밑 9cm 점

가볍게 10초 간 수직으로 3회 누른다(포인트②)→생리 기능(生理機能)을 정비한다.

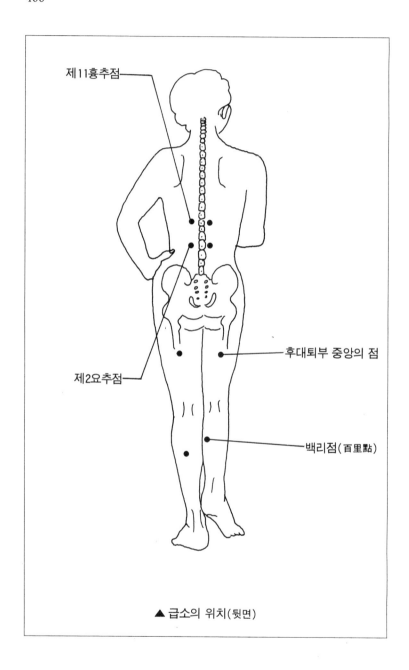

제11흉추점

후대퇴부 중앙의 점

제2요추점

백리점(百里點)

▲ 급소의 위치(뒷면)

4. 후대퇴부(後大腿部) 중앙의 점

다소 강하게 10초 간, 수직으로 3회 누른다(포인트②)→하반
신(下半身)의 혈행(血行)을 좋게 한다.

5. 백리점(百里點)

다소 강하게 10초간 수직으로 3회 누른다→특히 다리 부분
의 냉증을 제거한다.

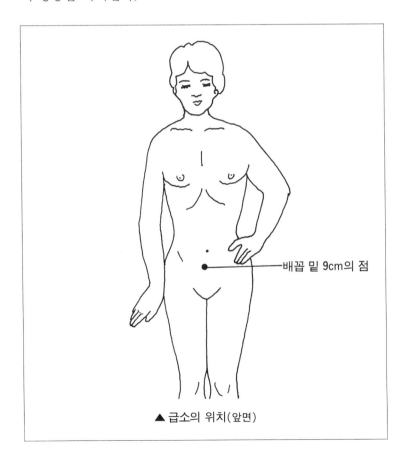

배꼽 밑 9cm의 점

▲ 급소의 위치(앞면)

ㄴ 불임증(不妊症)을 치료하는 최신 지압 요법

1. 불임증(不妊症)에 잘 듣는 지압 요법

아기를 원하는데 생기지 않는 부부도 무척 많은 것 같다.

아기가 생기지 않는 것은 아내 뿐만 아니라 남편에게 원인이 있는 경우도 적지 않다. 한 번 전문의의 진찰을 받고 원인을 확실하게 조사할 필요가 있다.

단, 아내 쪽이 호르몬 분비의 밸런스가 흐트러져 아기가 생기기 힘든 경우도 있다. 이 때는 매일 끈기있게 지압을 실시하여 호르몬의 밸런스를 평정하게 되돌리도록 한다.

2. 급소 찾기와 누르는 법

1. 제3, 제4요추점 찾는 법

좌우 동시에 보통으로 세어 1에서 5까지 수직으로, 6, 7, 8에서 요추를 향해 누르고, 9, 10에서 조용히 힘을 뺀다.

2. 선골점(仙骨點) 누르는 법

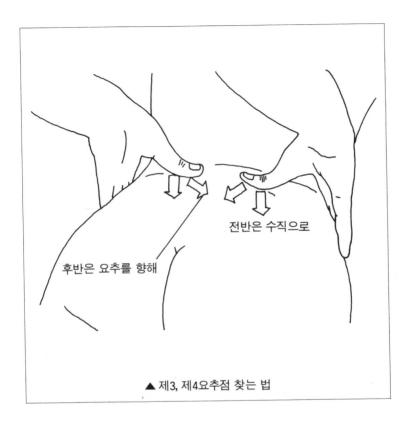

전반은 수직으로

후반은 요추를 향해

▲ 제3, 제4요추점 찾는 법

선골(仙骨) 중앙과 그 상하는 2등분하는 2점이 급소이다. 위의 급소를 다 눌렀어도 금방 손가락을 떼지 말고 아래의 급소를 찾는 기준으로 삼으면 좋다.

3. 급소를 짚는 실전 지압 요령

1. 선골(仙骨) 중앙의 3점
강하게 10초 간 수직으로 3회 누른다(포인트②)→호르몬의 분비를 촉진한다.

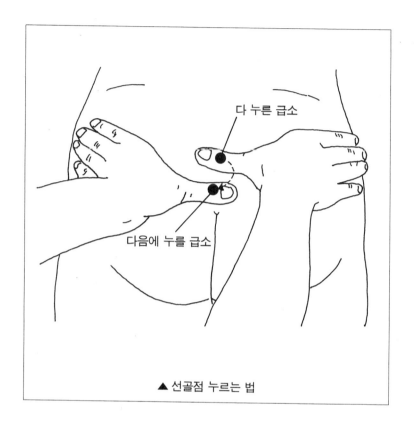

다 누른 급소

다음에 누를 급소

▲ 선골점 누르는 법

2. 제3요추점, 제4요추점

다소 강하게 10초 간 등을 향해 3회 누른다(포인트①)→골반 내(骨盤內)의 혈행(血行)을 좋게한다.

3. 좌우 둔부 중앙의 점

강하게 10초 간 수직으로 3회 누른다→호르몬 분비를 정비하여 성세포(性細胞)를 강화한다.

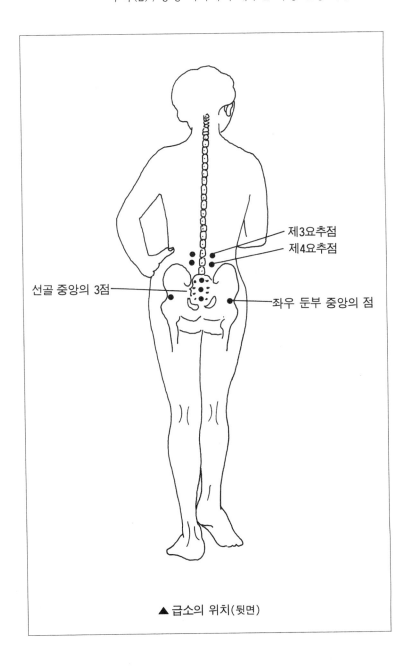

제3요추점
제4요추점
선골 중앙의 3점
좌우 둔부 중앙의 점

▲ 급소의 위치(뒷면)

M 심한 입덧을 치료하는 특효 지압 요법

1. 입덧에 잘 듣는 지압 요법

임신 2개월째부터 음식의 기호가 임신 전과 달라지기도 하고 구역질이나 불쾌감이 있는 입덧 증상이 나타난다.

입덧은 임신 초기 호르몬의 밸런스가 변화하고 거기에 정신적인 면이 가해져 나타난다고 하며 극히 가볍게 끝나는 사람도 있고 구역질이 심하고 두통이 있어 음식을 일체 먹지 못하고 누워 지내며 임신 혐오(姙娠嫌惡)를 일으키는 경우도 있다.

입덧의 경우 마음에 여유를 갖고 지정 급소를 지압하는 것으로 크게 약화시킬 수 있다.

2. 급소 찾기와 누르는 법

1. 목덜미의 오목한 곳 누르는 법

양쪽 엄지를 제2관절에서 겹쳐 아래 손가락 제2관절을 급소에 대고 양쪽 손가락에 힘을 주어 수직으로 누른다.

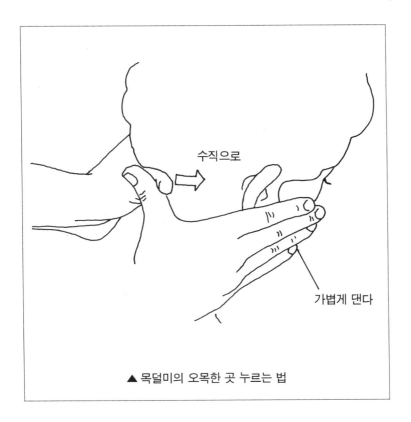

수직으로

가볍게 댄다

▲ 목덜미의 오목한 곳 누르는 법

2. 흉추점(胸椎點) 누르는 법

양쪽 엄지의 제2관절을 좌우 급소에 대고 동시에 같은 힘으로 누른다.

3. 급소를 짚는 실전 지압 요령

1. 제6흉추점, 제7흉추점, 제8흉추점

가볍게 15초 간 수직으로 3회 누른다(포인트②)→내장(內臟)

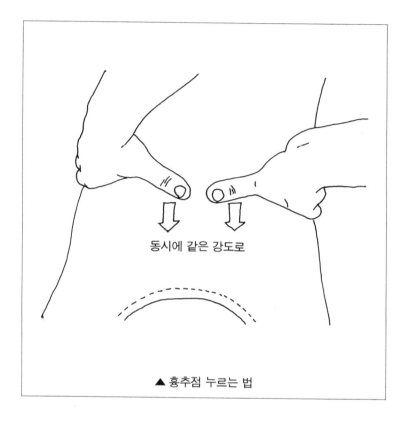

동시에 같은 강도로

▲ 흉추점 누르는 법

의 활동을 강화하여 입덧 특유의 구역질, 불쾌감을 제거한다.

2. 목덜미의 오목한 곳

가볍게 15초 간 수직으로 3회 누른다(포인트①)→신경(神經)을 안정시킨다.

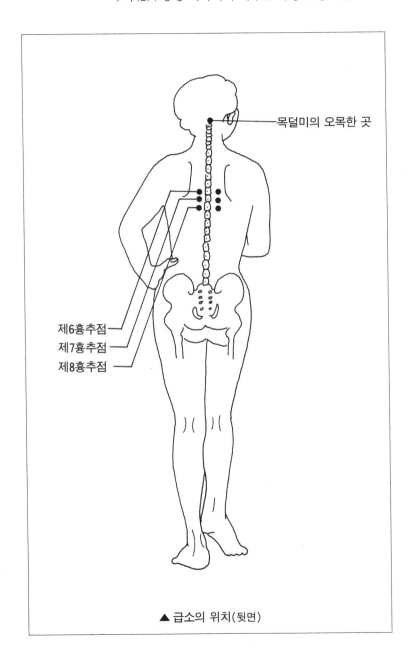

목덜미의 오목한 곳

제6흉추점

제7흉추점

제8흉추점

▲ 급소의 위치(뒷면)

N 순산(順産)에 특효(特効)인 최신 지압 요법

1. 순산(順産)을 위한 지압 요법

임신 중 어머니의 최대 바램은 건강한 아기를 무사히 낳는 것일 것이다.

막상 출산날이 되면 전문의사가 아기를 받아줌으로 걱정할 것은 없으나 그래도 순산(順産)을 위해 몸의 컨디션을 정비해 두어야 한다.

임신 중에는 복부를 압박하면 유산이 되기도 함으로 네 발로 기는 자세나 앉은 상태에서 지압을 받도록 한다. 임신하면 신경 과민이 됨으로 가볍게 천천히 실시하도록 주의한다.

2. 급소 찾기와 누르는 법

1. 팔의 삼리(三里) 찾는 법

지압을 받는 사람의 팔을 구부리고 지압하는 사람의 손바닥으로 팔꿈치를 감싸면 인지의 지문부(指紋部)에 닿는 것이 급소가 된다.

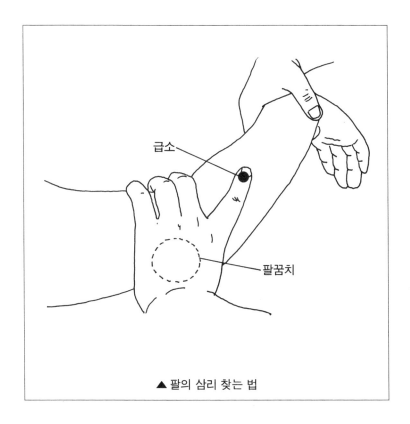

▲ 팔의 삼리 찾는 법

2. 다리의 삼리(三里) 찾는 법

위에서 손바닥으로 무릎 소승(小僧)을 감싸고 중지를 경골 (頸骨)에 대고 그 좌우의 인지와 중지를 약간 벌린다. 이때 인 지의 지문부가 급소가 된다.

3. 급소를 짚는 실전 지압 요령

1. 안점(眼點)

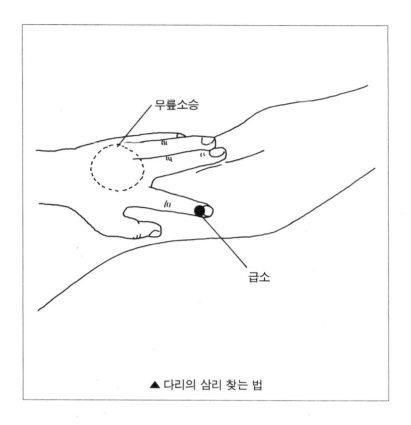

무릎소승

급소

▲ 다리의 삼리 찾는 법

가볍게 15초 간 수직으로 3회 누른다→신경계통(神經系統) 을 정비하여 마음을 평정하게 유지시킨다.

2. 제7흉추점, 제8흉추점

가볍게 천천히 15초 간 수직으로 3회 누른다→내장(內臟)을 자극하여 작용을 높인다.

3. 팔의 삼리(三里)

가볍게 15초 간 수직으로 3회 누른다(포인트①)→손, 상반신

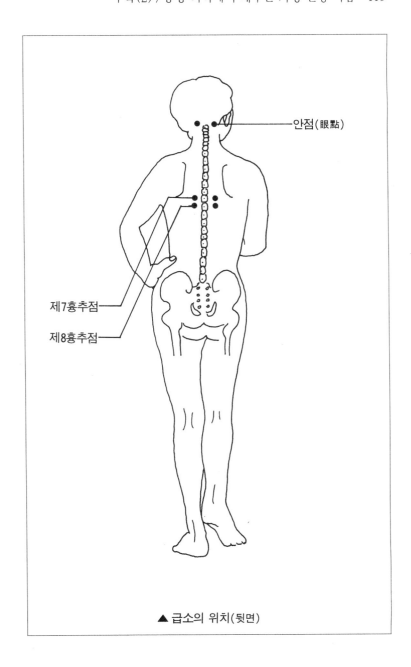

안점(眼點)

제7흉추점

제8흉추점

▲ 급소의 위치(뒷면)

(上半身)의 혈행(血行)을 좋게 한다.

4. 다리의 삼리(三里)

가볍게 15초 간 수직으로 3회 누른다(포인트②)→발의 혈행
(血行)을 좋게 하여 붓기, 나른함을 제거한다.

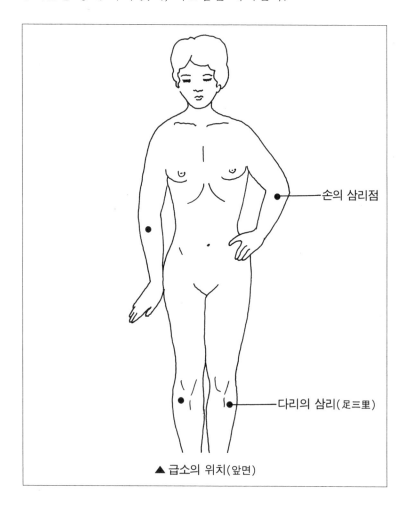

손의 삼리점

다리의 삼리(足三里)

▲ 급소의 위치(앞면)

◉ 모유 부족(母乳不足)에 특효인 지압 요법

1. 모유 부족에 잘 듣는 지압 요법

요즘에는 일반 식품 뿐만 아니라 모유까지 오염되어 있다고 한다. 하지만 아기에게 있어서는 모유가 가장 이상적인 영양소이다.

실제로 아기를 모유로 기르려고 해도 모유가 나오지 않을 때가 있다.

이것은 정신적으로 불안정하거나 호르몬의 밸런스가 흐트러져 있는 것이 원인이다.

지압을 매일 끈기있게 계속하는 것에 의해 모유 부족(母乳不足)이 크게 해소된다.

2. 급소 찾기와 누르는 법

1. 요추점(腰椎點) 누르는 법
양쪽 엄지의 제2관절을 좌우 급소에 대고 동시에 같은 힘으로 누른다.

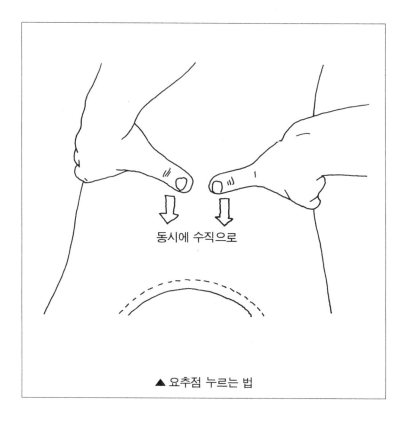

▲ 요추점 누르는 법

2. 목덜미의 오목한 곳 누르는 법

양쪽 엄지를 제2관절에서 겹쳐 아래 손가락의 제2관절을 급소에 대고 양쪽 손가락에 힘을 주어 수직으로 누른다.

3. 급소를 짚는 실전 지압 요령

1. 제3흉추점, 제4흉추점

가볍게 천천히 15초 간 수직으로 3회 누른다(포인트①)→호

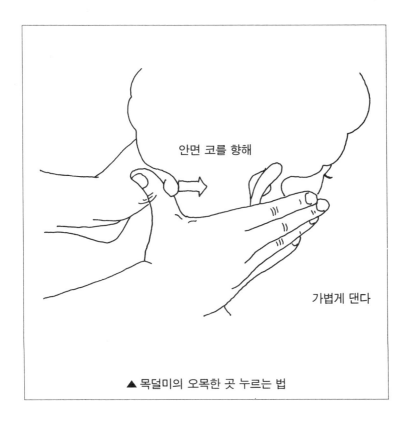

안면 코를 향해

가볍게 댄다

▲ 목덜미의 오목한 곳 누르는 법

르몬의 분비를 촉진한다.

2. 목덜미의 오목한 곳

가볍게 15초 간 수직으로 3회 누른다(포인트②)→신경(神經) 을 안정시킨다.

418

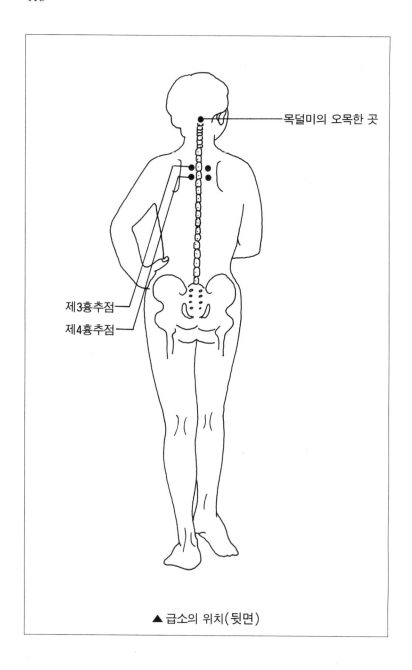

▲ 급소의 위치(뒷면)

P 갱년기 장해(更年期障害)를 치료하는 지압 요법

1. 갱년기 장해에 잘 듣는 지압 요법

노년기에 접어들어 폐경기(閉經期)를 맞은 여성에게 볼 수 있는 것이 갱년기 장해(更年期障害)이다.

갱년기 장해로는 변비, 어깨 결림, 두통, 현기증, 동계, 이 명, 요통 등의 증상이 있고 자율신경계(自律神經系)의 컨디션 이 생활 환경이나 정신상의 고민 등에 의해 흐트러지는 것이 그 원인으로 되어 있다.

지압으로는 이 경우 호르몬의 밸런스를 정비하는 동시에 위 의 각 증상을 하나씩 제거해 가는 방법을 이용한다. 매일 규칙 적으로 지압을 하는 것에 의해 상당한 효과를 기대할 수 있다.

2. 급소 찾기와 누르는 법

1. 안점(眼點) 누르는 법

양쪽 엄지의 제2관절을 급소에 댔으면 보통으로 세어 1에서 5까지는 수직으로, 6, 7, 8에서 두정(頭頂)으로 밀어올리듯 누르고, 9, 10에서 힘을 뺀다.

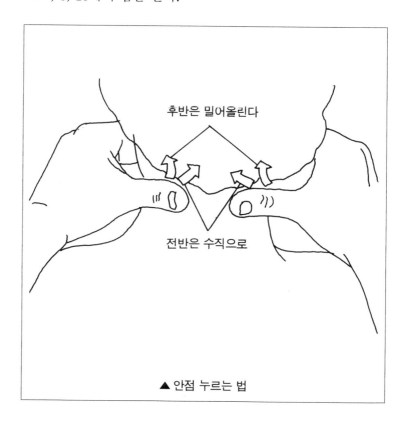

▲ 안점 누르는 법

2. 견정점(肩井點) 누르는 법

엄지의 손가락 끝이 자신(지압하는 사람)쪽을 향하도록 하고 어깨선과 직각(直角)으로 대어 4개의 손가락을 가슴쪽을 따라 누른다.

3. 급소를 짚는 실전 지압 요령

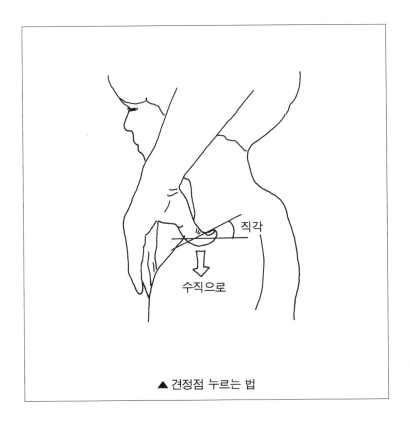

직각

수직으로

▲ 견정점 누르는 법

1. 견정점(肩井點)

보통으로 10초 간 수직으로 3회 누른다(포인트②)→어깨 결림을 풀고 통증을 제거한다.

2. 제9흉추점

보통으로 10초 간 수직으로 3회 누른다→내장(內臟) 전체의 작용을 높인다.

422

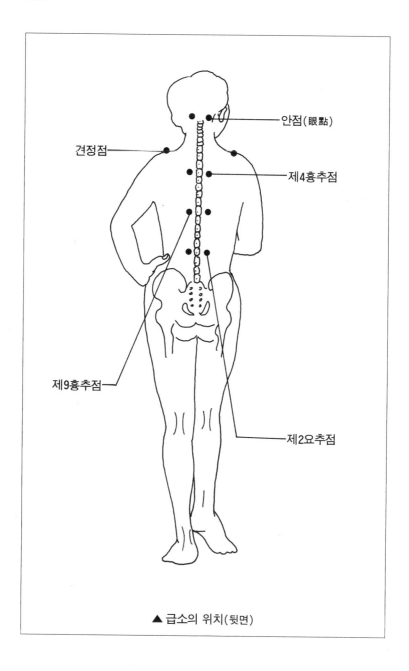

▲ 급소의 위치(뒷면)

3. 안점(眼點)

보통으로 10초 간 힘의 방향을 바꾸어 3회 누른다(포인트①) →자율신경(自律神經)을 정상으로 정비한다.

4. 제4흉추점

보통으로 10초 간 수직으로 3회 누른다→어깨 주변의 혈행 (血行)을 좋게 하여 결림을 해소시킨다.

5. 제2요추점

보통으로 10초 간 수직으로 3회 누른다→호르몬의 밸런스를 정비한다.

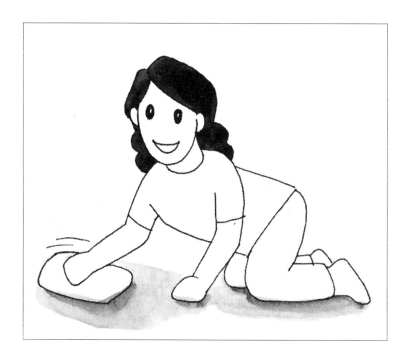

⊠ 지압은 이런 효과가 있다

1. 갱년기 장해를 뛰어넘다
−M씨(57세, 주부)의 경우−

주부인 M씨는 57세, 오늘까지 일찍 세상을 떠난 남편 대신 세 아이를 키워냈다. 지금은 세 아이 모두 대학을 졸업하고 취직하여 손주도 다섯 명이다.

겨우 한시름 놓고 이제부터 여행이나 다니며 손주들의 재롱이나 보며 지낼까 했다고 한다.

그런데 어느 날 갑자기 배가 아프기 시작해 서둘러 의사를 찾으니 별다른 이상은 없다며 진통제만을 주었다.

그 뒤에도 몇 차례 통증은 반복되었고 여러 의사를 찾았으나 특별한 이상이 없다며 약만 몇 알 줄 뿐이었다. 그러다가 이전에는 심하지 않던 어깨 결림도 심해졌고 등과 허리도 욱신거려 왔다.

점점 마음은 불안해졌고 자식들이 '어머니는 갱년기 장해인 것 같다'라고 소곤거리는 것을 들었다고 한다. 벌써 자신이 그런 나이인가 싶어 쇼크를 받았다.

그러던 어느 날 친구에게 호소했더니 갱년기 장해에는 지압이 효과가 있다고 하여 책방에서 책을 사서 본 후에 지압사(指壓師)인 P씨에게 달려왔다.

우선 어깨, 등의 결림을 풀고 신경을 가라앉히는 지압을 계속하자 1개월 만에 이전의 초조함이 사라졌다.

'하루종일 집안에 있는 것보다 교외로 나가 보기도 하고 선생님과 이야기를 나누니 기분도 좋아져요' 라며 지금은 손주와 함께 P씨를 찾아 오기도 한다는 것이다.

2. 안경이 불필요해졌고 기분도 좋아졌다
-N군(8세, 초등학생)의 경우-

N군은 초등학교 2학년생, 자못 현대아적인 느낌이고 다소 살이 찐 편인데 시력이 오른쪽 0.4, 왼쪽 0.5여서 검은테 안경을 끼고 있었다.

어느 새 시력이 떨어져 학교로부터 안경을 껴야 한다는 통지를 받고 서둘러 안경을 맞췄으나 아직 초등학생이라 어떻게 해서든지 시력을 회복시키고 싶어하던 중 어느 모임에서 지인을 통해 우연히 지압에 관한 이야기를 들었다고 한다.

N군도 처음에는 안경에 호기심을 가졌으나 점차 성가셔 했다.

치료는 우선 눈 주위의 근육을 자극하고 또 근시에서 오는 어깨 결림을 제거하는 것에서부터 시작했다. 당연 TV나 만화도 삼가해야 한다. 10일 정도 매일 지압하는 중에 N군이 어깨가 가벼워졌다고 했다.

권사유
판본소

현대건강백과 ❶
발건강 장수건강

2020년 12월 20일 인쇄
2020년 12월 30일 발행

지은이 | 차　종　환 外
펴낸이 | 최　원　준

펴낸곳 | 태 을 출 판 사
서울특별시 중구 다산로38길 59(동아빌딩내)
등　록 | 1973. 1. 10(제1-10호)

©2009. TAE-EUL publishing Co.,printed in Korea
※잘못된 책은 구입하신 곳에서 교환해 드립니다.

■ **주문 및 연락처**
우편번호 04584
서울특별시 중구 다산로38길 59 (동아빌딩내)
전화 : (02)2237-5577　팩스 : (02)2233-6166

ISBN　978-89-493-0617-9　　13510